INSTANT MEDICAL SPANISH FOR THE CARE OF WORKERS

INSTANT MEDICAL SPANISH

FOR THE CARE OF WORKERS

SUZANNE L. SERGILE, MD, MPH

OEM
PRESS
BEVERLY FARMS, MA

First Edition

ISBN 1-883595-23-1

Printed in the United States of America

Library of Congress Cataloging-in-Publication Data
Sergile, Suzanne L.
Instant medical Spanish for the care of workers
/ Suzanne L. Sergile.
p. cm
English and Spanish.
ISBN 1-883595-23-1
1. Spanish language -- Conversation and phrase books (for medical personnel) 2. Medicine, Industrial--Terminology. I. Title.
[DNML: 1. Occupational Medicine phrases --Spanish. WA 15S484i 1998]
PC4120.M3S38 19948
DNML/DLC 98-35462
for Library of Congress CIP

Notice: This book contains information relating to general principles of medical care which are considered correct and compatible with the standards generally accepted at the time of publication. However, the author and publisher disclaim any liability, loss, injury, or damage incurred as a consequence, directly or indirectly, of the use and application of any of the contents of this volume.

Published by OEM Press
8 West Street
Beverly Farms, Massachusetts 01915-2226

To my dearest friends
at Westlake Hospital
Department of
Occupational Medicine

PREFACE

Being injured can be extremely frightening. When the injury occurs at work the fear of lost wages or the loss of one's job can create even more anxiety. Now, imagine that you could not communicate with the doctors or nurses who were supposed to take care of you. Will you need an operation? Will you be out of work? Simple questions that you would not be able to have answered.

This is a real situation faced by thousands of Spanish-speaking workers. Often employed in jobs with the highest risk for work-related injuries and illnesses, non-English speaking, Hispanic workers comprise a sizable group of patients who present to occupational health clinics, emergency rooms, and primary care centers. As physicians, nurses, and members of the health care community, we can help to reduce anxiety through improved communication.

This book is not meant to teach you how to speak Spanish or to substitue for a translator. It is simply designed to give you the phrases needed to start treatment, to put the patient at ease, and to let the patient know that you care.

Do not be afraid to try to speak a little Spanish. Your efforts will undoubtedly be appreciated.

Suzanne L. Sergile, MD, MPH

CONTENTS

I

GETTING STARTED

1

BASIC GRAMMAR RULES

1. Pronunciation Rules

Even if you do not know a single word of Spanish, you will be able to instantly communicate with Spanish-speaking patients by simply reading the translated expressions found in this book. For the most part, Spanish can be read just like English (with a few exceptions that are described later). Do not be shy or embarrassed. With patience and perseverance, you can make yourself understood even with less than perfect pronunciation or a non-Spanish accent.

When reading the phrases from this book, understanding a few basic grammar rules will help you to be best understood. In general, Spanish words can be read phonetically as if you were reading English. All letters are pronounced almost the same in Spanish as in English, except for the five vowels, *A, E, I, O, U,* and the consonants *C, D, G, J, H, LL, N, Qu, RR, Z.*

VOWELS

A is a short "a," pronounced "ah" as in *father.*

Examples: **hola** or **taco.**

E is pronounced "eh" as in *let* or *fed.*

Example: **olé**.

I is pronounced "ee" as in the word *feet.*

Examples: **San Diego, Miami,** or **sí.**

O is pronounced "oh" as in *open* and *Roman.*

Examples: **hola** or **mucho**.

U is pronounced like "oo" as in *flute* or *hoot.*

Examples: **mucho** or **gusto**.

CONSONANTS

C is usually pronounced as a hard "c" as in can or **casa** (house). After an "e" or "i," it is pronounced like an "s" as in the word circle or **cerveza** (beer).

D is pronounced the same as in English, except when it is in the middle or end of a word. Then, it sounds like "th" in *faith.*

G is usually pronounced as a hard "g" as in get or **gusto** (taste). However, "g" is pronounced like an "h" as in *hear* when followed by the letters "e" or "i."

H is silent like the "k" in *knot.*

J is pronounced like an "h" as in *house* or **San José.**

Ll is pronounced like "y" in *yellow,* **tortilla** or **quesadilla**.

N is pronounced like "ny" as in *canyon.*

Qu is pronounced like the English letter "k" as in *king* or **quesadilla.**

RR is a rolled "r."

V is pronounced like the "b" in *bath.*

Z is pronounced like the English "s" as in *soap*, *Lopez* or *Rodriguez.*

ACCENT MARKS

In Spanish, you should usually stress (say a little louder) the last syllable of a word; for example, **docTOR** (doctor) or **naRIZ** (nose). However, when the word ends in a vowel, N or S, the second to last syllable is stressed as in **MUcho** (much), **docTORa** (doctor, female), **abDOmen** (abdomen), or **tenDONes** (tendons).

When the stress of the word does not follow these rules, an accent mark is placed over the letter to be stressed, as in **PÁRpado** (eyelid) and **menTÓN** (chin).

2. Gender

In Spanish, nouns can be either masculine or feminine. The word for "the" is **la** for the feminine words and **el** for the masculine words.

In general, words ending in an "a" such as **la casa** (the house) are feminine and words ending in an "o" are masculine such as **el carro** (the car).

Some words have both feminine and masculine forms. For example, the doctor is **el doctor** for a man and **la doctora** for a woman. In this book, the feminine form is shown in parentheses.

3. Forming the Plural

To make a noun plural, you add an "s" to the end like in English. Use **las** instead of **la** as in **las rodillas** (knees) or **Las Vegas** (fertile lowlands) and **los** instead of **el** as in **los dedos** (fingers) or **Los Alamos** (the poplar trees).

When a word ends in "n," the plural is formed by adding *es* as in **los riñones** (kidneys).

4. Remember!

If you forget all these rules, do not get discouraged. Remember, even without a Spanish accent and exact pronunciation, you will probably be understood. If the patient does not seem to understand even your best attempt at speaking or gesturing, simply show the patient the phrase in the book for instant communication.

2

GENERAL CONVERSATION EXPRESSIONS

1. Salutations

Hello	**Hola**
Good morning	**Buenos días**
Good afternoon	**Buenos tardes**
Good night	**Buenas noches**
Good bye	**Adiós**
How are you?	**¿Cómo está usted?**
Please	**Por favor**
Thank you	**Gracias**

2. Introductions

My name is _____.	**Me llamo _____.**
I am the nurse.	**Soy el enfermero (male)/ la enfermera (female).**
I am the doctor.	**Soy el doctor (male)/ la doctora (female).**
Do you speak English?	**¿Habla inglés?**
I speak a little Spanish.	**Hablo un poco español.**
Please speak slower.	**Hable despacio, por favor.**
Sir	**señor**
Madam	**señora**
Miss	**señorita**

3. Forming Questions

How?	**¿Cómo?**
Why?	**¿Por qué?**
When?	**¿Cuándo?**
Where?	**¿Donde?**
What?	**¿Qué?**
How long?	**¿Cuánto?**
Which?	**¿Cuál?**

4. Numbers

one	**uno**
two	**dos**
three	**tres**
four	**cuatro**
five	**cinco**
six	**seis**
seven	**siete**
eight	**ocho**
nine	**nueve**
ten	**diez**
eleven	**once**
twelve	**doce**
thirteen	**trece**
fourteen	**catorce**
fifteen	**quince**

sixteen	**dieciséis**
seventeen	**diecisiete**
eighteen	**dieciocho**
nineteen	**diecinueve**
twenty	**veinte**

For numbers above twenty, you say the tens place number (e.g., thirty, forty, ninety) "and" the ones place number (e.g., two, five, seven). So "fifty-four" would be **cincuenta y cuatro** (fifty and four). For numbers in the twenties, veinte is replaced by veinti. For example, twenty-three is **veintitrés.**

twenty-one	**veintiuno**
twenty-two	**veintidós**
thirty	**treinta**
thirty-one	**treinta y uno**
forty	**cuarenta**
fifty	**cincuenta**
sixty	**sesenta**
seventy	**setenta**
eighty	**ochenta**
ninety	**noventa**
one hundred	**cien**
two hundred	**doscientos**
three hundred	**trescientos**
nine hundred	**novecientos**
one thousand	**mil**

5. Time and Date

GENERAL

day	**día**
week	**semana**
weekend	**fin de semana**
month	**mes**
year	**año**
today	**hoy**
yesterday	**ayer**
tomorrow	**mañana**
the day before yesterday	**ante ayer**
the day after tomorrow	**pasado mañana**
next week	**la semana próxima**
last week	**la semana pasada**

TIME OF DAY

At what time?	**¿A qué hora?**
At one o'clock.	**A la una.**
At three o'clock.	**A las trés.**
At ten o'clock.	**A las diez.**
It is one o'clock.	**Es la una.**
It is two o'clock.	**Son los dos.**
Please write the time.	**Por favor, escribe la hora.**

DAY OF THE WEEK

Monday	**el lunes**
Tuesday	**el martes**
Wednesday	**el miércoles**
Thursday	**el jueves**
Friday	**el viernes**
Saturday	**el sábado**
Sunday	**el domingo**

MONTHS

January	**enero**
February	**febrero**
March	**marzo**
April	**abril**
May	**mayo**
June	**junio**
July	**julio**
August	**agosto**
September	**septiembre**
October	**octubre**
November	**noviembre**
December	**diciembre**

THE DATE

To say the date in Spanish, you say **el** (the number) **de** (the month). For example, "January 22" is **el veintidos**

de enero. "The first of the month" is **el primero de** (month).

The year is said differently in Spanish than in English. To say the year in English, we divide the word into two parts; for example, for "1984," we say nineteen (19) eighty-four (84). In Spanish, you say "one thousand (1000), nine hundred (900), and eighty-four (84)" or **mil novecientos ochenta y cuatro.** Because saying the year can be rather difficult, you may avoid confusion by writing out the year or asking the patient to write the year for you.

SEASONS

Spring	**la primavera**
Summer	**el verano**
Fall	**el otoño**
Winter	**el invierno**

6. Colors

red	**rojo/roja**
yellow	**amarillo/amarilla**
blue	**azul**
green	**verde**
purple	**morado/morada**
orange	**naranja**
pink	**rosa**
white	**blanco/blanca**

black	**negro/negra**
brown	**café**
gray	**gris**

THE MEDICAL DICTIONARY

3

1. Anatomy

abdomen	**el abdomen**
ankle	**el tobillo**
artery	**la arteria**
back	**la espalda**
bladder	**la vejiga**
bone	**el hueso**
brain	**el cerebro**
breast	**el seno/pecho**
buttock	**la nalga**
calf	**la pantorilla**
cervix	**el cuello del útero**
cheek	**la mejilla**
chest	**el pecho**
chin	**el mentón**
clavicle	**la clavícula**
colon	**el colón**
ear	
inner ear	**el oído**
outer ear	**la oreja**
elbow	**el codo**
eyelash	**la pestaña**
eyelid	**el párpado**
eye	**el ojo**
face	**la cara**
finger	**el dedo**

fingernail	**la uña**
foot	**el pie**
forearm	**el antebrazo**
forehead	**la frente**
gallbladder	**la vesícula biliar**
hair	**el cabello** (or **el pelo**)
hand	**la mano**
head	**la cabeza**
heart	**el corazón**
heel	**el talón**
hip	**la cadera**
intestines	**los intestinos**
kidney	**el riñón**
knee	**la rodilla**
leg	**la pierna**
lip	**el labio**
liver	**el hígado**
lung(s)	**el pulmón, los pulmones**
mandible	**la mandíbula**
mouth	**la boca**
muscle	**el músculo**
neck	**el cuello**
nose	**la nariz**
ovary	**el ovario**
pancreas	**el páncreas**
pelvis	**la pelvis**

penis	**el pene**
prostate	**la próstata**
pupil	**la pupila**
rectum	**el recto**
rib	**la costilla**
scalp	**el cuero cabelludo**
shoulder	**el hombro**
shoulder blade	**el omóplato**
skin	**la piel**
skull	**el cráneo**
spine	**la espina dorsal**
spleen	**el bazo**
stomach	**el estómago**
tendon	**el tendón**
testicle	**el testículo**
thigh	**el muslo**
throat	**la garganta**
thumb	**el pulgar**
thyroid	**la tiroides**
toe	**el dedo del pie**
toenail	**la uña del dedo del pie**
tongue	**la lengua**
tonsils	**las anginas**
tooth	**el diente**
umbilicus	**el omblígo**
uterus	**el útero**
vagina	**la vagina**

waist **la cintura**
wrist **la muñeca**

2. Medical Terminology

antibiotic **antibiótico**
appointment **cita**
bandage **venda**
blister **ampolla**
blood **sangre**
blood pressure **la presión de sangre**
bone scan **la serie ósea**
burn **quemadura**
bruise **moretón/cardenal**
cast **yeso/ esayola**
chills **escalofríos**
cream/ointment **crema/pomada**
crutches **muletas**
CT scan **tomografía**
discharge **la secreción**
dizzy/dizziness **mareado**
drainage **el drenaje**
feces **las heces**
fever **el fiebre**
fracture **fractura**
hernia **hernia**
itching **picores**

medicine	**medicina**
numb	**entumecido**
numbness	**entumeciemiento**
pain	**el dolor**
pill	**pastilla**
prescription	**receta**
pus	**el pus**
rash	**sarpullido**
redness	**enrojecimiento**
shot	**inyección**
sling	**cabestrillo**
splint	**férula**
to splint	**entablillar**
sprain/strain	**torcedura**
sputum	**esputo**
stitches	**las puntadas**
sweat	**el sudor**
swelling	**la hinchazón**
tablet	**tableta**
tingling	**hormigueo**
urine	**orina**
vomit	**vómito**
wound	**herida**

3. Workplaces and Occupations

What type of work do you do?	**¿Qué clase de trabajo hace usted?**
Where do you work?	**¿Dónde trabaja usted?**
What does your company make?	**¿Qué hace su compañía?**
asphalt products	**productos de asfalto**
assembly line	**línea de asamblea/ producción en cadena**
butcher	**carnicero**
ceramic products	**productos de cerámica**
chemicals	**sustancias químicas**
clothing	**la ropa**
construction	**la construcción**
electronics	**la electrónica**
farming	**la horticultura**
foundry	**la fundición**
gardening	**la jardinería**
gas station	**la gasolinera**
glass products	**los productos de vidrio**
grinding	**amolar**
hospital	**el hospital**
hotel	**el hotel**
housekeeping, cleaning	**la limpiadura**
laundry/dry cleaners	**lavandería/tintorería**
machine operator	**(el or la) maquinista**

maintenance worker	**personal de servicio**
manufacturing	**la fabricación**
mechanic	**mecánico**
metal plating	**chapado de metal**
metal production	**la producción de metal**
mining	**minería**
oil refinery	**refinería de petróleo**
painter (spray painting)	**el pintor (pintor con una pistola para pulverizar)**
plastics	**plásticos**
quarry	**cantera**
restaurant	**restaurante**
rubber	**caucho**
sandblasting	**charro de arena**
smelter	**fundidor**
supermarket	**supermercado**
textile mill	**fábrica de tejidos**
welder	**soldador**

II

GENERAL OCCUPATIONAL MEDICINE

PATIENT REGISTRATION

4

Do you speak English?	**¿Habla inglés?**
Were you injured at work?	**¿Se lastimó en su trabajo?**
What is the name of your company?	**¿Cuál es el nombre de su compañía?**
Do you have a picture I.D.?	**¿Tiene usted una identificación con foto?**
What is your name?	**¿Cómo se llama?**
Please complete this form.	**Por favor, complete este formulario.**
What is your social security number?	**¿Cuál es su número del seguro social?**
Please write your social security number.	**Por favor, escriba su número del seguro social.**
What is your address?	**¿Cuál es su dirección?**
Please write your address.	**Por favor, escriba su dirección.**
What is your telephone number?	**¿Cuál es su número de teléfono?**
Please write your telephone number.	**Por favor, escriba su número de teléfono.**
How old are you?	**¿Cuántos años tiene usted?**
What is your date of birth?	**¿Cuál es su fecha de nacimiento?**

Are you married?	**¿Está casado(a) usted?**
Single?	**¿Soltero(a)?**
Divorced?	**¿Divorciado(a)?**
Widowed?	**¿Viudo(a)?**

Please write the name, address, and telephone number of the person whom you want notified in case of an emergency.

Escriba por favor el nombre, la dirección y el número de teléfono de la persona a quién necesitamos notificar en caso de una emergencía.

Please read and sign this form, which gives us permission to treat you.

Lea y firme por favor este formulario que nos da permiso para tratarle.

Please have a seat until your name is called.

Por favor, tome asiento hasta que le llamen.

Please wait in the waiting room.

Por favor, espere en la sala de espera.

Follow me please.

Sígueme por favor.

TRIAGE AND NURSING ASSESSMENT

5

1. Taking the History

I am the nurse.	**Soy el enfermo** (male)/ **la enferma** (female).
My name is ______.	**Me llamo ______.**
Please complete this form.	**Por favor, complete este formulario.**

HISTORY OF PRESENT ILLNESS

Show me . . .	**Enséñeme . . .**
where you injured yourself.	**donde se lastimó.**
where you have a problem.	**donde tiene un problema.**
where you have pain.	**donde tiene el dolor.**
When did you injure yourself?	**¿Cuándo se lastimó?**
When did the problem begin?	**¿Cuándo comenzó el problema?**
Today?	**¿Hoy?**
How many hours ago?	**¿Hace cuántas horas?**
Yesterday?	**¿Ayer?**
What day?	**¿Qué día?**
How many days (months) ago?	**¿Hace cuántos dias (meses)?**

PAST MEDICAL HISTORY

Have you ever hurt your (part of body) before?	**¿Se ha lastimado su _______ antes?**
Do you have any medical problems?	**¿Tiene algún problema médico?**
High blood pressure?	**¿La presión alta de la sangre?**
Diabetes?	**¿Diabetes?**
Asthma?	**¿El asma?**
Heart problems?	**¿Los problemas del corazón?**
Ulcers?	**¿Las úlceras?**
Are you pregnant?	**¿Está embarazada?**
When was your last menstrual period?	**¿Cuándo fue su última regla?**
Please write the date.	**Por favor, escriba la fecha.**

MEDICATIONS

Do you take any medications?	**¿Toma usted cualquier medicina?**
What is your medication called?	**¿Cuál es el nombre de su medicina?**
What do you take the medication for?	**¿Para qué toma esta medicina?**

ALLERGIES

Do you have allergies?	**¿Tiene usted alergias?**
to penicillin?	**¿A la penicilina?**
to other antibiotics?	**¿A otros antibióticos?**
to aspirin?	**¿A la aspirina?**
to sulfa?	**¿A la sulfa?**
to iodine?	**¿Al iodo?**

VACCINATIONS

Have you ever had a tetanus shot?	**¿Ha tenido una vacuna del tétano?**
Have you had a tetanus shot within the last five years?	**¿Ha tenido una vacuna del tétano dentro de los últimos cinco años?**

SOCIAL HISTORY

Do you smoke?	**¿Fuma usted?**
How many packs per day?	**¿Cuántos cigarillos fuma por día?**
Do you drink alcohol?	**¿Bebe usted alcohol?**
Beer/liquor?	**¿La cerveza/el licor?**
How many drinks each day/week?	**¿Cuántas bebidas cada día/ semana?**

2. Taking Vital Signs

I need to take your blood pressure/your pulse/ your temperature.	**Necesito tomarle la tensión/su pulso/su temperatura.**
Sit down here.	**Siéntese aquí.**
Roll up your sleeve.	**Súbase la manga.**
Relax your arm.	**Relaje su brazo.**
Let me take your pulse.	**Déjeme tomarle el pulso.**
Hold this thermometer under your tongue.	**Mantenga este termómetro debajo de la lengua.**
Stand up.	**Levántese.**
I need to measure your weight and height.	**Necesito medirle y pesarle.**

3. Testing Visual Acuity

I need to test your vision.	**Necesito probar su visión.**
Please stand at this line.	**Por favor quédese en esta línea.**
Read this line.	**Lea esta línea.**
Cover your right/left eye.	**Cubra su ojo derecho/ ojo izquierdo.**
What color is this?	**¿De qué color es esto?**
red	**rojo**
green	**verde**

4. Preparing for the Examination

Please take your clothes off.	**Por favor, quítese toda la ropa.**
Including your underwear.	**Incluyendo la ropa interior.**
Except your underwear.	**Menos la ropa interior.**
Put this gown on with the opening to the back/to the front.	**Póngase esta bata con la apertura hacia atrás/hacia el frente.**
You may get dressed.	**Póngase la ropa.**

5. Nursing Treatments

I need to give you a shot.	**Necesito darle una inyección.**
I need to start an IV.	**Necesito ponerle suero.**
I need to draw your blood.	**Necesito sacarle sangre.**
You are going to feel a stick.	**Va a sentir un pinchazo.**
I need to prick your finger to check your blood sugar.	**Necesito picarle el dedo para medirle el azúcar.**

THE FITNESS-FOR-DUTY EXAMINATION

6

1. Occupational Health History

Pre-employment and routine physical examinations play an integral role in preventing and detecting work-related injury or illness. A detailed history of the patient's health, work, and exposures is essential to the effectiveness of these exams.

Even in English, patients often give limited and inaccurate histories. For workers who speak little or no English, the history may be so sparse that it is often impossible to determine whether or not the patient should be medically cleared to work.

The occupational history requires far more detail than can be obtained without a translator. However, the following questionnaire, which can be filled out or read to the patient, provides a starting point to identify significant past occupational exposures or illnesses.

Please complete the form.
Por favor, complete este formulario.

Do you need someone to read these forms to you?
¿Necesita usted que alguien le lea el formulario?

Medical History

Name/**Nombre** ______________________

Date/**Fecha** ______________________

Birthdate/**Fecha de nacimiento** ______________________

Sex/**Sexo** ______________________

Do you have any of the problems below or have you had any in the past?

¿Ha tenido usted alguno de estos problemas, ahora o en el pasado?

	Yes **Sí**	No **No**	Never **Nuncer**
Cardiovascular/ Cardiovascular			
high blood pressure **tensión alta**	❑	❑	❑
heart attack **ataque al corazón**	❑	❑	❑
heart murmur **soplo cardiaco**	❑	❑	❑
heart disease **enfermedad del corazón**	❑	❑	❑
rheumatic fever **fiebre de reumático**	❑	❑	❑
Have you ever had heart surgery? **¿Ha tenido usted alguna vez una operación del corazón?**	❑	❑	❑

Respiratory/Respiratorio	Yes **Sí**	No **No**	Never **Nuncer**
asthma **asma**	❑	❑	❑
pneumonia **pulmonía**	❑	❑	❑
emphysema **enfisema**	❑	❑	❑
bronchitis **bronquitis**	❑	❑	❑
tuberculosis **tuberculosis**	❑	❑	❑
other lung problems **otros problemas del pulmón**	❑	❑	❑
Have you ever had chest surgery or a chest injury? **¿Ha tenido usted alguna vez una operación o una herida del pecho?**	❑	❑	❑
Orthopedic/Ortopédico			
Problems with your . . . **Problemas . . .**			
back **de la espalda**	❑	❑	❑
neck **del cuello**	❑	❑	❑
shoulder **del hombro**	❑	❑	❑
arms **de los brazos**	❑	❑	❑

	Yes **Sí**	No **No**	Never **Nuncer**
hands **de las manos**	❑	❑	❑
legs/knees **de las piernas/las rodillas**	❑	❑	❑
ankles/feet **de los tobillos/pies**	❑	❑	❑

Other/Otro

arthritis **artritis**	❑	❑	❑
cancer **cáncer**	❑	❑	❑
claustrophobia **claustrófobia**	❑	❑	❑
diabetes **diabetes**	❑	❑	❑
gout **gota**	❑	❑	❑
heatstroke **insolación**	❑	❑	❑
hyperthyroidism **hipertiroidismo**	❑	❑	❑
seizures **convulsiones**	❑	❑	❑
sinusitis **sinusitis**	❑	❑	❑
a transplant **un trasplante**	❑	❑	❑
ulcers **úlceras**	❑	❑	❑

If you answered "yes" to any of the questions, please explain.
Si usted contestó "sí" a cualquiera de las preguntas, explique por favor.

Are you pregnant? **¿Está embarazada?**	No **No**	Yes **Sí**

Please write the date of your last menstrual period.
Escriba por favor la fecha de su última regla.

Do you take any medications? **¿Toma usted cualquier medicina?**	No **No**	Yes **Sí**

Please write the names of your medications.
Escriba por favor los nombres de sus medicinas.

Do you smoke? **¿Fuma usted?**	No **No**	Yes **Sí**
Cigarettes? **¿Cigarrillos?**	No **No**	Yes **Sí**
How many packs per day? **¿Cuántas cajetillas fuma por día?**	___	___
Cigars? **¿Puros?**	No **No**	Yes **Sí**
Pipe? **¿Pipa?**	No **No**	Yes **Sí**

	No	Yes
Did you used to smoke? **¿Fumaba usted?**	No **No**	Yes **Sí**
When did you quit? **¿Cuándo dejó de fumar?**	___	___
Do you drink alcohol? **¿Bebe usted alcohol?**	No **No**	Yes **Sí**
Beer/wine/liquor? **¿La cerveza/el vino/el licor?**	___	___
How many drinks each day/week? **¿Cuántas bebidas cada día/cada semana?**	___	___

Figure 1. Medical History Form

Exposure History

Name/**Nombre** ____________________

Date/**Fecha** ____________________

Birthdate/**Fecha de nacimiento** ____________________

Sex/**Sexo** ____________________

PART I. EXPOSURE SURVEY

1. Are you currently exposed to any of the following?
¿Está usted expuesto a los siguientes agentes?

metals **los metales**	No **No**	Yes **Sí**
dust or fibers **el polvo o las fibras**	No **No**	Yes **Sí**
chemicals **las substancias químicas**	No **No**	Yes **Sí**
fumes **los vapores**	No **No**	Yes **Sí**
radiation **la radiación**	No **No**	Yes **Sí**
loud noise **el ruido fuerte**	No **No**	Yes **Sí**
vibration **la vibración**	No **No**	Yes **Sí**
extreme heat or cold **el calor o el frío extremo**	No **No**	Yes **Sí**
biologic agents **los agentes biológicos**	No **No**	Yes **Sí**

2. Have you been exposed to any of the above in the past? **¿Ha estado usted expuesto a cualquiera de los agentes anteriores en el pasado?**	No **No**	Yes **Sí**
3. Do any household members have contact with metals, dust, fibers, chemicals, fumes, radiation, or biologic agents? **¿Tiene cualquier miembro de la casa contacto con los metales, el polvo, las fibras, las substancias químicas, los vapores, la radiación, o los agentes biológicos?**	No **No**	Yes **Sí**

If you answered yes to any of the items above, describe your exposure in detail—how you were exposed; to what you were exposed. If you need more space, please use a separate sheet of paper.

Si usted contestó sí a cualquiera de los artículos arriba, describa su exposición con todo detalle—cómo usted fue expuesto; a lo que usted fue expuesto. Si usted necesita más espacio, use por favor una hoja de papel a parte.

4. Do you know the names of the metals, dusts, fibers, chemicals, fumes, radiation, or biologic agents that you are/were exposed to? **¿Sabe usted los nombres de los metales, el polvo, las fibras, las sustancias químicas, los vapores, la radiación, o los agentes biológicos, a los que usted está/estuvo expuestos?**	No **No**	Yes **Sí**
5. Do you get the material on your skin or clothing? **¿Obtiene usted estas substancias en la piel o la ropa?**	No **No**	Yes **Sí**

6. Are your work clothes washed at home?	No	Yes
¿Se lava la ropa del trabajo en casa?	**No**	**Sí**
7. Do you shower at work?	No	Yes
¿Se ducha usted en el trabajo?	**No**	**Sí**
8. Can you smell the chemical or material you are working with?	No	Yes
¿Puede oler usted la substancia química o la material con que usted trabaja?	**No**	**Sí**
9. Do you use protective equipment such as gloves, masks, respirator, or hearing protection?	No	Yes
¿Usa usted un equipo protector tal como guantes, las máscaras, el respirador, o protección para los oídos?	**No**	**Sí**
10. Have you been advised to use protective equipment?	No	Yes
¿Usted ha sido avisado usar el equipo protector?	**No**	**Sí**
11. Have you been instructed in the use of protective equipment?	No	Yes
¿Fue instruido en el uso del equipo protector?	**No**	**Sí**
12. Do you wash your hands with solvents?	No	Yes
¿Se lava usted las manos con solventes?	**No**	**Sí**
13. Do you smoke at your workplace? At home?	No	Yes
¿Fuma usted en su fábrica? ¿En casa?	**No**	**Sí**
14. Do you eat at your workplace?	No	Yes
¿Come usted en su fábrica?	**No**	**Sí**
15. Do you know any co-workers experiencing similar or unusual symptoms?	No	Yes
¿Sabe usted de cualquier trabajador con síntomas semejantes o excepcionales?	**No**	**Yes**

16. Are family members experiencing similar or unusual symptoms?	No	Yes
¿Experimentan los miembros de su familia síntomas semejantes o excepcionales?	**No**	**Sí**
17. Have there been any changes in the health or behavior of family pets?	No	Yes
¿Ha habido cualquier cambio de salud o de conducta en sus mascotas?	**No**	**Sí**
18. Do your symptoms seem to be aggravated by a specific activity?	No	Yes
¿Parecen sus síntomas ser agravados por una actividad específica?	**No**	**Sí**
19. Do your symptoms get either worse or better at work? At home? On weekends? On vacation?	No	Yes
¿Son sus síntomas peores o mejores en el trabajo? ¿En casa? ¿Durantes los fines de semana? ¿En las vacaciones?	**No**	**Sí**
20. Has anything about your job changed in recent months (such as duties, procedures, overtime)?	No	Yes
¿ Ha cambiado su trabajo en meses recientes (tal como las responsabilidades, los procedimientos, las horas extras)?	**No**	**Sí**

If you answered yes to any of the questions, please explain.
Si usted contestó sí a cualquiera de las preguntas, explique por favor.

Work History

A. Occupational Profile

The following questions refer to your current job or your most recent job.
Las preguntas siguientes se refieren a su trabajo actual o su último trabajo.

Job title:
El título del trabajo: ________________

Type of industry:
Tipo de la industria: ________________

Name of employer:
El nombre del patrón: ________________

Date the job began:
La fecha del comienzo de su trabajo: ________________

Are you still working in this job?
¿Trabaja todavía usted en este trabajo? ________________

If no, when did this job end?
¿Si no, cuándo finalizó este trabajo? ________________

Describe this job:
Describa este trabajo: ________________

Fill in the table below, listing all jobs you have worked, including short-term, seasonal, part-time employment, and military service. Begin with your most recent job. Use additional paper if necessary.
Complete la tabla debajo. Escriba todos empleos que usted ha trabajado incluyendo el empleo temporal, el empleo por horas o el servicio militar. Comience con su último trabajo. Use papel adicional si es necesario.

Dates of employment:
Las fechas del empleo: ________________

Job title and description of work:
Título del empleo y la descripción del trabajo: ________________

Exposures*
Exposiciones*

*List the chemicals, metals, dusts, fibers, fumes, radiation, biologic agents and physical agents (i.e., extreme heat, cold, vibration, noise) that you were exposed to at this job.
***Haga una lista de las substancias químicas, los metales, el polvo, las fibras, los vapores, la radiación, o los agentes biológicos y físicos (el calor extremo, el frío, la vibración, el ruido) a que usted fue expuesto en este trabajo.**

Protective equipment:
El equipo protector:

Have you ever worked at a job or hobby in which you came in contact with any of the following by breathing, touching, or ingesting (swallowing)? Check the appropriate box beside the name.
¿Ha estado usted en contacto con algunas de estas substancias durante su tiempo libre o en el trabajo, por medio del tacto, el olfato o el gusto? Señale la caja apropiada al lado del nombre.

	Yes **Sí**	No **No**	Never **Nuncer**
acids **ácidos**	❑	❑	❑
alcohols **alcoholes**	❑	❑	❑
alkalies **alcalinos**	❑	❑	❑
ammonia **amoniaco**	❑	❑	❑
arsenic **arsénico**	❑	❑	❑
asbestos **asbesto**	❑	❑	❑
base **baso**	❑	❑	❑
benzene **benceno**	❑	❑	❑

	Yes **Sí**	No **No**	Never **Nuncer**
berylium **berilio**	❑	❑	❑
cadmium **cadmio**	❑	❑	❑
carbon tetrachloride **tetracloruro de carbono**	❑	❑	❑
chlorinated naphthalenes **las naftalinas con chloro**	❑	❑	❑
chloroform/chloroprene **cloroformo/chloroprene**	❑	❑	❑
chromates **cromato**	❑	❑	❑
coal dust **polvo de carbón**	❑	❑	❑
dichlorobenzene **biclorobenceno**	❑	❑	❑
ethylene dibromide **bibromuro etileno**	❑	❑	❑
ethylene dichloride **bicloruro etileno**	❑	❑	❑
fiberglass **vidrio fibroso**	❑	❑	❑
halothane **halótano**	❑	❑	❑
isocyanates **isocianatos**	❑	❑	❑
ketones **quetonas**	❑	❑	❑
lead **plomo**	❑	❑	❑
manganese **magnesio**	❑	❑	❑

	Yes **Sí**	No **No**	Never **Nuncer**
mercury **mercurio**	❑	❑	❑
methylene chloride **cloruro de métilo**	❑	❑	❑
nickel **níquel**	❑	❑	❑
PBBs PCBs	❑	❑	❑
perchloroethylene **percloruroetileno**	❑	❑	❑
pesticides **insecticida**	❑	❑	❑
phenol **fenol**	❑	❑	❑
phosgene **fosgeno**	❑	❑	❑
radiation **radiación**	❑	❑	❑
rock dust **polvo de piedra**	❑	❑	❑
silica dust **polvo de sílice**	❑	❑	❑
solvents **solventes**	❑	❑	❑
styrene **estireno**	❑	❑	❑
talc **talco**	❑	❑	❑
toluene **tolueno**	❑	❑	❑
TDI or MDI **TDI** or **MDI**	❑	❑	❑

	Yes **Sí**	No **No**	Never **Nuncer**
trichloroethylene **tricloroetileno**	❑	❑	❑
trintirotoluene **trinitrotolueno**	❑	❑	❑
vinyl chloride **cloruro de vinilo**	❑	❑	❑
welding fumes **los humos de soldadura**	❑	❑	❑
x-rays **las radiografías**	❑	❑	❑
other **otro**	❑	❑	❑

B. Occupational Exposure Inventory

1. Have you ever been off work for more than one day because of an illness resulting from your work?	No	Yes
¿Ha tenido usted alguna vez más que una ausencia en el trabajo a causa de una enfermedad que resultó de su trabajo?	**No**	**Sí**
2. Have you ever been advised to change jobs or work assignments because of any health problems or injuries?	No	Yes
¿Fue alguna vez avisado a cambiar su trabajo o sus tareas a causa de cualquier problema de salud o heridas?	**No**	**Sí**
3. Has your work routine changed recently?	No	Yes
¿Ha cambiado su rutina del trabajo recientemente?	**No**	**Sí**
4. Is there poor ventilation in your workplace?	No	Yes
¿Hay mala ventilación en su fábrica?	**No**	**Sí**

Environmental History

Name/**Nombre** ______________________________

Date/**Fecha** ______________________________

Birthdate/**Fecha de nacimiento** ______________________________

Sex/**Sexo** ______________________________

1. Do you live next to or near an industrial plant, commercial business, dump site, or nonresidential property? No Yes
   ¿Vive usted próximo o cerca de una planta industrial, un negocio comercial, una zona de descarga de basura, o una propiedad no residencial? No Sí
2. Which of the following do you have in your home? Please circle those that apply.
   ¿Cuál de los siguientes tiene usted en su hogar? Por favor, marque los que tiene.

air conditioner	**aire acondicionado**
gas stove	**cocina a gas**
wood stove	**estufa de madera**
air purifier	**purificador del aire**
electric stove	**cocina eléctrica**
humidifier	**humedecedor**
central heating (gas or oil?)	**calefacción central (¿gas o aceite?)**
fireplace	**chimenea**

3. Have you recently bought new furniture or new carpet?
   ¿Ha comprado recientemente usted muebles nuevos o alfombra nueva?
4. Have you recently refinished furniture or remodeled your home?
   ¿Ha dado recientemente usted un acabado nuevo a sus meubles o ha reconstruído su casa?

5. Have you recently weatherized your home?
¿Ha hecho su casa resistente al mal tiempo?
6. Are pesticides or herbicides (including flea and tick sprays, collars, powders, or shampoo) used in your home or garden, or on pets?
¿Hay herbicidas o insecticidas (incluyendo los rocíos, los collares, los polvos, o el champú para las pulgas y los ácaros) en su casa o el jardín, o en sus mascotas?
7. Do you (or any household member) have a hobby or craft?
¿Tiene usted o alquien en su familia un pasatiempo o artificio?
8. Do you work on your car?
¿Trabaja usted en su coche?
9. Have you ever changed your residence because of a health problem?
¿Ha cambiado usted alguna vez la residencia a causa de un problema de la salud?
10. Does your drinking water come from a private well, city water supply, or supermarket?
¿Viene su agua de un pozo privado, de abastecimiento de agua de ciudad, o del supermercado?
11. Approximately what year was your home built?
¿Aproximadamente en qué año se construyó su casa?
12. If you answered yes to any of the questions, please explain.
Si usted contestó sí a cualquiera de las preguntas, explique por favor.

Figure 2. The Exposure History Form. (Adapted and reproduced with permission from Pope AM, Rall DP (ATSDR), *Case Studies in Environmental Medicine: Taking an Exposure History.* [Appendix in Environmental Medicine: Integrating a Missing Element into Medical Education.] National Academy Press, 1995.)

2. Performing the Physical Examination

GENERAL COMMANDS

Do this.	**Haga esto.**
Sit down here.	**Siéntese aquí.**
Lie down.	**Acuéstese.**
Lie on your back.	**Acuéstese boca arriba.**
Lie on your stomach.	**Acuéstese boca abajo.**
Lie on your right (left) side.	**Acuéstese en su lado del derecho (izquierdo).**
Get up/Stand up.	**Levántese.**
Turn around.	**Voltéese. Vuélvese.** or **Dése vuelta.**
Bend over.	**Dóblese.**
Bend your leg/arm.	**Doble la pierna/el brazo.**
Straighten your leg/arm.	**Ponga derecho la pierna/el brazo.**
Relax.	**Relájese.**
Relax your arm.	**Relaje el brazo.**
Push against my hand.	**Empuje contra mí mano.**
Pull against my hand.	**Estire usted contra mí mano.**
Harder.	**Más fuerte.**

HEAD AND NECK

Follow my finger.	**Sigue mi dedo.**
Do not move your head.	**No mueva la cabeza.**
Look at this point on the wall.	**Mire a este punto en la pared.**
Keep looking at it.	**Sigue mirándolo.**
Do not move your eyes.	**No mueva los ojos.**

NEUROLOGIC AND CRANIAL NERVES

Raise your eyebrows.	**Levante las cejas.**
Frown.	**Frunza la frente.**
Smile.	**Sonría.**
Show me your teeth.	**Enséñeme los dientes.**
Push against my hands.	**Empuje contra mí mano.**
Raise your shoulders.	**Levante los hombros.**
Open your mouth.	**Abra la boca.**
Stick out your tongue.	**Saque la lengua.**
Say "Ah."	**Diga "ah."**
Walk in a straight line.	**Camine en línea recta.**
Do this.	**Haga esto.**
Close your eyes.	**Cierre los ojos.**
Put your arms straight out in front of you.	**Ponga derecho sus brazos enfrente.**

OTHER ORGAN SYSTEMS

I am going to examine your heart.	**Le voy a examinar el corazón.**
Do not speak for a moment.	**No hable por un momento.**
I am going to examine your lungs.	**Voy a examinarle los pulmones.**
Breath deeply with your mouth open.	**Respire profundo con la boca abierta.**
I need to do a breast examination.	**Necesito examinarle los senos.**
Raise your arms above your head.	**Levante los brazos por encima de la cabeza.**
I am going to examine your abdomen.	**Voy a examinarle el abdomen.**
I need to do a rectal examination.	**Necesito hacer un examen de recto.**
Lie on your left side.	**Acuéstese en su lado izquierdo.**
Bend your knees.	**Doble las rodillas.**
I need to examine you for a hernia.	**Necesita examinarle para ver si tiene una hernia.**
Turn your head away from me.	**Vuelva la cabeza.**
Cough.	**Tosa.**

3. Testing Visual Acuity

I need to test your vision.	**Necesito examinar su vista.**
Do you wear glasses?	**¿Usa usted lentes?**
For reading?	**¿Para leer?**
For driving?	**¿Para manejar/ conducir?**
Do you wear contact lenses.	**¿Usa usted lentes de contacto?**
Please remove your glasses.	**Qúitese por favor los lentes.**
Please stand at this line.	**Por favor, quédese en esta línea.**
Read this line.	**Lea esta línea.**
Cover your right/left eye.	**Cubra su ojo/derecho izquierdo.**
What color is this?	**¿De qué color es esto?**
red	**rojo**
green	**verde**

4. Hearing Assessment

Hearing loss prevention programs generally include a detailed noise exposure history followed by an audiogram. The following questionnaire (Figure 3) can be filled out or read to the patient to simplify taking a history from a Spanish-speaking patient.

Please complete this form.

Complete este formulario por favor.

Do you need someone to read the form to you?

¿Necesita que alguien le lea el formulario?

THE HEARING TEST

I need to test your hearing.	**Necesito examinar su oído.**
Can you hear my voice (whisper)?	**¿Puede oír usted mi voz?**
You need to wear these headphones.	**Necesita llevar estos audífonos.**
Push the button when you hear the tone.	**Pulse el botón cuando oiga el sonido.**

Noise Exposure History

Name/**Nombre**

Date/**Fecha**

Birthdate/**Fecha de nacimiento**

Sex/**Sexo**

1. Are you exposed to loud noise during your work?	No	Yes
¿Está expuesto usted al ruido fuerte durante su trabajo?	**No**	**Sí**
2. Do you use hearing protection at your work?	No	Yes
¿Usa usted la protección para los oídos en su trabajo?	**No**	**Sí**
Earplugs?	No	Yes
¿Tapones?	**No**	**Sí**
Ear muffs?	No	Yes
¿Orejeras?	**No**	**Sí**
3. Were you exposed to loud noise in the past?	No	Yes
¿Fue expuesto usted al ruido fuerte en el pasado?	**No**	**Sí**
At work?	No	Yes
¿En su trabajo?	**No**	**Sí**
In military service?	No	Yes
¿En el servicio militar?	**No**	**Sí**
4. Do you have difficulty hearing?	No	Yes
¿Tiene usted dificultad para oír?	**No**	**Sí**
Right ear?	No	Yes
¿El oído derecho?	**No**	**Sí**
Left ear?	No	Yes
¿El oído izquiero?	**No**	**Sí**

5. Do you use a hearing aid?	No	Yes
¿Usa usted audífono?	**No**	**Sí**
Right ear?	No	Yes
¿El oído derecho?	**No**	**Sí**
Left ear?	No	Yes
¿El oído izquierdo?	**No**	**Sí**
6. Have you ever had any hearing problems in the past?	No	Yes
¿Ha tenido usted problemas de oído en el pasado?	**No**	**Sí**
Right ear?	No	Yes
¿El oído derecho?	**No**	**Sí**
Left ear?	No	Yes
¿El oído izquierdo?	**No**	**Sí**
Did the problem resolve?	No	Yes
¿Se resolvió el problema?	**No**	**Sí**
7. Have you ever had an ear operation?	No	Yes
¿Ha tenido alguna vez usted una operación de oído?	**No**	**Sí**
Right ear?	No	Yes
¿El oído derecho?	**No**	**Sí**
Left ear?	No	Yes
¿El oído izquierdo?	**No**	**Sí**
8. Have you ever injured . . .		
¿Se ha lastimado alguna vez . . .		
your head?	No	Yes
la cabeza?	**No**	**Sí**
right ear?	No	Yes
el oído derecho?	**No**	**Sí**
left ear?	No	Yes
el oído izquierdo?	**No**	**Sí**

		No	Yes
9. Do you have any of the following problems now or have you had any of them in the past?		No	Yes
¿Tiene usted alguno de estos problemas o ha tenido usted en el pasado?		**No**	**Sí**

	Yes **Sí**	No **No**	Never **Nuncer**
scarlet fever? **¿la fiebre de escarlata?**	❑	❑	❑
allergies? **¿alergias?**	❑	❑	❑
sinus problems? **¿sinusitis?**	❑	❑	❑
high blood pressure? **¿la tensión alta?**	❑	❑	❑
diabetes? **¿diabetes?**	❑	❑	❑

10. During the last month have you had . . .
¿Durante el último mes ha tenido usted . . .

ear pain?
dolor del oído?

	No	Yes
Right ear? **¿El oído derecho?**	No **No**	Yes **Sí**
Left ear? **¿El oído izquierdo?**	No **No**	Yes **Sí**

ear drainage?
drenaje de la oreja?

	No	Yes
Right ear? **¿El oído derecho?**	No **No**	Yes **Sí**
Left ear? **¿El oído izquierdo?**	No **No**	Yes **Sí**

constant, severe ringing? **zumbido constante o severo?**		
Right ear? **¿El oído derecho?**	No **No**	Yes **Sí**
Left ear? **¿El oído izquierdo?**	No **No**	Yes **Sí**
infection? **infección?**		
Right ear? **¿El oído derecho?**	No **No**	Yes **Sí**
Left ear? **¿El oído izquierdo?**	No **No**	Yes **Sí**
dizziness? **mareo?**	No **No**	Yes **Sí**
11. Have you had any changes in your hearing since your last hearing exam?	No	Yes
¿Ha tenido cualquier cambio en su capacidad auditiva desde su último examen de oído?	**No**	**Sí**

Figure 3. Noise Exposure History Form

5. Respirator Clearance

TAKING THE HISTORY

Have you ever worn a respirator before?	**¿Ha llevado usted alguna vez una mascarilla antes?**
Did it cover your entire face?	**¿Cubrió su cara entera?**
Only part of your face?	**¿Sólo parte de su cara?**
Have you ever had any problems wearing a respirator?	**¿Ha tenido usted cualquier problema cuando llevó una mascarilla?**
Did you feel short of breath or unable to breath?	**¿Se sintió con falta de aire o incapaz de resprirar?**
Have you ever had any of the following medical problems?	**¿Ha tenido usted alguna vez cualquiera de los problemas médicos?**
Cardiovascular	**Cardiovascular**
high blood pressure	**tensión alta**
heart attack	**ataque de corazón**
heart murmur	**soplo cardíaco**
heart disease	**enfermedad del corazón**
rheumatic fever	**fiebre reumático**

Have you ever had heart surgery?	**¿Ha tenido usted alguna vez una operación de corazón?**
Respiratory	**Respiratorio**
asthma	**asma**
pneumonia	**pulmonía**
emphysema	**enfisema**
bronchitis	**bronquitis**
tuberculosis	**tuberculosis**
other lung problems	**otros problemas de pulmón**
Have you ever had chest surgery or a chest injury?	**¿Ha tenido usted alguna vez una operación o una herida de pecho?**
Do you have a chronic cough?	**¿Tiene usted una tos crónica?**
Do you get short of breath walking?	**¿Le falta aire cuando camina?**
Climbing stairs?	**¿Subiendo la escalera?**
With exercise?	**¿Con ejercicio?**
Musculoskeletal	**Musculoesquelético**
back or shoulder problems	**los problemas de la espalda o del hombro**
Skin	**La Piel**
skin sensitivity to rubber or latex	**sensibilidad de la piel a caucho o látex**

Other	**Otro**
sinusitis	**sinusitis**
heatstroke	**insolación**
claustrophobia	**claustrofobia**
seizures	**convulsiones**
Do you smoke?	**¿Fuma usted?**
Cigarettes?	**¿Cigarrillos?**
Cigars?	**¿Cigarros (puros)?**
Pipe?	**¿Pipa?**
How many packs per day?	**¿Cuántas cajetillas fuma por día?**
Did you used to smoke?	**¿Fumaba usted?**
When did you quit?	**¿Hace cuántos meses/ años que dejó de fumar?**
Do you wear contact lenses?	**¿Lleva usted lentes de contacto?**
Glasses?	**¿Lentes?**
How many years ago was your last chest x-ray?	**¿Hace cuántos años que tuvo su última radiografía del pecho?**

TESTING	**PROBANDO**
You will need . . .	**Necesita . . .**
a chest x-ray.	**una radiografía de pecho.**
lung function tests.	**una prueba de la función de pulmón.**

6. Drug and Alcohol Screening

DRUG SCREENING

Your company requires a drug screen.	**Su compañía requiere una prueba de la drogradicción.**
You will need to give a urine sample/a blood sample.	**Necesita dar una muestra de la orina/ un análisis de sangre.**

PERFOMING URINE DRUG SCREENING

Please fill this cup at least halfway full with urine.	**Por favor, llene este vaso de plástico por lo menos a la mitad con orina.**
If you do not think that you can give that much, please wait.	**Si usted no piensa que pueda orinar tanto, por favor espere.**
Do you want water to drink?	**¿Quiere usted agua para beber?**
Do not flush the toilet.	**No tire de la cadena del váter.**
There is no water in the bathroom.	**No hay agua en el cuarto de baño.**
You must wash your hands outside.	**Usted debe lavarse las manos afuera.**
Come out when you are finished.	**Salga cuando haya terminado.**

Your company requires that someone stay with you in the bathroom.	**Su compañía requiere que alguien se quede con usted en el cuarto de baño.**

ALCOHOL SCREENING

Your company requires that you have an alcohol test.	**Su compañía requiere que usted se haga una prueba para la detección de alcohol.**
You need a blood test.	**Necesita un análisis de sangre.**
You do not need a blood test.	**No necesita un análisis de sangre.**
You need a breath alcohol test.	**Necesita una prueba de aliento de alcohol.**

PERFORMING THE BREATH ALCOHOL TEST

After you sign this consent form, I will begin the test.	**Después de que usted firme este formulario de consentimiento, comenzaré la prueba.**
You will blow into this device and record your results.	**Necesita soplar en este artefacto para registrar sus resultados.**

If the results are 0.020 or greater, you will need to do another confirmation test.	**Si los resultados son 0.020 o más altos, usted se debe hacer otra prueba de confirmación.**
I will record the results.	**Registraré los resultados.**
I will give you a copy of the test form when we are finished.	**Voy a darle una copia del formulario de prueba cuando hayamos terminado.**
If you refuse to sign this form it is considered a refusal to take the test.	**Si usted rehusa firmar este formulario, se considera como una negativa de tomar la prueba.**
A refusal to take the test is considered a positive test.	**Una negativa de tomar la prueba se considera una prueba positiva.**
A refusal to test will have the same consequences as a positive test.	**Una negativa de tomar la prueba tendrá las mismas consecuencias de una prueba positiva.**

III

WORK-RELATED INJURIES

7 GENERAL MANAGEMENT OF WORK-RELATED INJURIES

1. Taking the History

Show me . . .	**Enséñeme . . .**
where you injured yourself.	**donde se lastimó.**
where you have a problem.	**donde tiene un problema.**
where you have pain.	**donde tiene dolor.**
Where did the problem begin?	**¿Donde comenzó el problema?**
At work?	**¿En el trabajo?**
At home?	**¿En casa?**

TIMING OF THE INJURY

When did you injure yourself?	**¿Cuándo se lastimó?**
When did the problem/ pain begin?	**¿Cuándo comenzó el problema/el dolor?**
Today?	**¿Hoy?**
How many hours/ days/weeks/ months ago?	**¿Hace cuántas horas/ días/ semanas/meses?**

What day?	**¿Qué día?**

MECHANISM OF INJURY

How did you hurt your _____?	**¿Cómo se lastimó el/la _____?**
Direct trauma	**Daño directo**
Did something hit you?	**¿Algo le golpeó?**
Did you fall?	**¿Se cayó?**
Did something fall on you?	**¿Le cayó algo?**
Exertion	**Estuerzo**
Were you lifting something?	**¿Levantaba algo?**
How any pounds (kilos) did it weigh?	**¿Cuántas libras (kilos) pesaba?**
More/less than 10, 20, 50 pounds?	**¿Más/menos de diez, veinte, cincuenta libras?**
How many times did you lift the object?	**¿Cuántas veces levantó el objeto?**
Did you lift it off the floor?	**¿Lo levantó del suelo?**
Did you lift it above your shoulders?	**¿Lo levantó por encima de los hombros?**
Repetitive trauma	**Daño repetitivo**
Do you work on an assembly line?	**¿Trabaja en una línea de producción en cadena?**

Do you have to do the same movement many times in an hour?	**¿Tiene que hacer usted el mismo movimiento muchas vez cada hora?**
For how many hours at a time?	**¿Por cuántas horas a la vez?**
Is your work fast?	**¿Su trabajo es rápido?**
Slow?	**¿Lento?**
Lacerations	**Cuchillados**
Did you cut yourself with . . .	**¿Se cortó con . . .**
a knife?	**un cuchillo?**
glass?	**vidrio?**
metal?	**metal?**
wood?	**madera?**

SYMPTOMS

Show me where the pain started.	**Enséñeme donde comenzó el dolor.**
Does the pain move to another location?	**¿El dolor se le mueve a otro lugar?**
Show me where.	**Enséñeme donde.**
Is the pain sharp/dull/burning/stabbing/an ache?	**¿El dolor es agudo/pesado/le arde/punzante/adolorido?**
Is the pain severe/moderate/mild?	**¿El dolor es fuerte/moderado/ligero?**
Is the pain constant?	**¿Es el dolor constante?**

Does the pain come and go?	**¿El dolor le va y le viene?**
Is the pain better/worse/ the same than when you first injured yourself?	**¿El dolor es mejor/ peor/lo mismo que cuando usted se lastimó?**
Is the pain better at home /on weekends?	**¿El dolor es mejor en casa/fines de semana?**
Is the pain worse in the mornings?	**¿El dolor es peor por las mañanas?**
Have you ever had this pain before?	**¿Ha tenido usted este dolor antes?**
Did you take any medication for the pain?	**¿Tomó usted alguna medicina para el dolor?**
What did you take?	**¿Qué tomó usted?**
Aspirin?	**¿La aspirina?**
Ibuprofen?	**¿Ibuprofen?**
Tylenol?	**¿Tylenol?**
Did the medicine make the pain go away?	**¿Le quitó el dolor la medicina?**
Did the medicine make the pain get better?	**¿Se mejoró el dolor la medicina?**
Do you have numbness in your _____?	**¿Tiene usted entumecimiento en su _____?**
Weakness?	**¿Debilidad?**
Asleep feeling?	**¿El sentimiento dormido?**

PAST MEDICAL HISTORY

Have you ever hurt your _____ before?	**¿Se ha lastimado alguna vez su _____?**
Have you ever had . . .	**¿Ha tenido usted . . .**
a strain/sprain?	**una torcedura antes?**
a fracture?	**una fractura antes?**
an operation?	**una operación antes?**
How many years ago?	**¿Hace cuántos años?**
Do you have any medical problems?	**¿Tiene algún problema médico?**
Arthritis?	**¿Artritis?**
Cancer?	**¿Cancer?**
Gout?	**¿Gota?**
High blood pressure?	**¿Tensión alta?**
Diabetes?	**¿Diabetes?**
Asthma?	**¿Asma?**
Heart problems?	**¿Problemas del corazón?**
Ulcers?	**¿Úlceras?**
Hyperthyroidism?	**¿Hipertiroidismo?**
Have you ever had a test for HIV?	**¿Le han hecho una prueba para el SIDA?**
Was the test positive or negative?	**¿Fue positiva o negativa?**

V.D.?	**¿Enfermedad venérea?**
A transplant?	**¿Un trasplante?**
Are you pregnant?	**¿Está embarazada?**
When was your last menstrual period?	**¿Cuándo fue su última regla?**
Please write the date.	**Escriba por favor la fecha.**

MEDICATIONS

Do you take any medications?	**¿Toma usted alguna medicina?**
What is your medication called?	**¿Cómo se llama su medicina?**
What do you take the medication for?	**¿Para qué toma esta medicina?**

ALLERGIES

Do you have allergies?	**¿Tiene alergias?**
To penicillin?	**¿A penicilina?**
To other antibiotics?	**¿A otros antibioticos?**
To aspirin?	**¿A la aspirina?**
To sulfa?	**¿A la sulfa?**
To iodine?	**¿Al yodo?**

VACCINATIONS

Have you ever had a tetanus shot?	**¿Le han dado alguna vez una vacuna del tétano?**
Have you had a tetanus shot within the last five years?	**¿Le han dado una vacuna del tétano en los últimos cinco años?**

SOCIAL HISTORY

Do you smoke?	**¿Fuma usted?**
Did you smoke in the past?	**¿Fumaba?**
When did you quit?	**¿Cuándo dejó de fumar?**
How many packs per day?	**¿Cuántas cajetillas fuma por día?**
Do you drink alcohol?	**¿Bebe usted alcohol?**
Beer/wine/liquor?	**¿La cerveza/el vino/el licor?**
How many drinks each day/week?	**¿Cuántas bebidas cada día/cada semana?**
Have you ever used drugs?	**¿Ha usado drogas alguna vez?**
Have you ever used IV drugs?	**¿Se ha inyectado drogas alguna vez?**
What drugs?	**¿Qué drogas?**

Do you play sports?	**¿Practica usted un deporte?**
Baseball?	**¿El béisbol?**
Basketball?	**¿El baloncesto?**
Soccer?	**¿El fútbol?**

2. Performing the Physical Examination

I am going to examine your _______.	**Voy a examinarle _______.**
Tell me if it hurts when I touch you.	**Dígame si le duela cuando lo/la toco.**
Does this cause pain?	**¿Causa el dolor?**
Do this.	**Haga esto.**
Sit down here . . .	**Siéntese aquí . . .**
with your legs dangling.	**con las piernas colgando.**
Lie down.	**Acuéstese.**
Lie on your back.	**Acuéstese boca arriba.**
Lie on your stomach.	**Acuéstese boca abajo.**
Lie on your right (left) side.	**Acuéstese en su lado del derecho (izquierdo).**
Do not move.	**No se muera.**
Get up/Stand up.	**Levántese.**
Turn around.	**Désé vuelta.**

Bend over.	**Dóblese.**
Bend your leg/arm.	**Doble la pierna/el brazo.**
Straighten your leg/arm.	**Ponga derecho la pierna/el brazo.**
Relax.	**Relájese.**
Relax your arm.	**Relaje el brazo.**
Push against my hand(s).	**Empuje contra mí(s) mano(s).**
Pull against my hand(s).	**Tire contra mí(s) mano(s).**
Harder.	**Más fuerte.**
Follow my finger.	**Sigue mi dedo.**
Do not move your head.	**No mueva la cabeza.**
Look at this point on the wall.	**Mire este punto en la pared.**
Do not move your eyes.	**No mueva los ojos.**
Raise your eyebrows.	**Levante las cejas.**
Frown.	**Frunza la frente.**
Smile.	**Sonría.**
Show me your teeth.	**Enséñeme los dientes.**
Raise your shoulders.	**Levante los hombros.**
Open your mouth.	**Abra la boca.**
Stick out your tongue.	**Saque la lengua.**
Say "Ah."	**Diga "ah."**
I am going to examine your heart.	**Lo voy a examinar el corazón.**
Do not speak for a moment.	**No hable por un momento.**

I am going to examine your lungs.	**Le voy a examinar los pulmones.**
Breath deeply with your mouth open.	**Respire profundo con la boca abierta.**
I need to do a breast examination.	**Necesito examinarle los senos.**
Raise your arms above your head.	**Levante los brazos por encima de la cabeza.**
I am going to examine your abdomen.	**Le voy a examinar el abdomen.**
I need to do a rectal examination.	**Necesito hacer un examen de recto.**
Lie on your left side.	**Acuéstese en su lado izquierdo.**
Bend your knees.	**Doble las rodillas.**
I need to examine you for a hernia.	**Necesito examinarle para ver si tiene una hernia.**
Turn your head away from me.	**Vuelva la cabeza.**
Cough.	**Tosa.**

3. Performing Diagnostic Tests

You need . . .	**Usted necesita . . .**
an x-ray.	**una radiografía.**
a nerve study.	**un estudio de los nervios.**

a CT scan.	**una tomografía.**
an MRI.	**un MRI.**
a bone scan.	**una serie ósea.**
A CT scan (an MRI) allows us to look at the tissues inside of your body.	**Una tomografía (un MRI) nos permite mirar los tejidos dentro del cuerpo.**
Are you uncomfortable or anxious in small spaces?	**¿Se siente usted incómodo o ansioso en espacios pequeños?**
A bone scan allows us to find fractures that do not appear on an x-ray.	**Una serie ósea nos permite ver fracturas que no aparecen en una radiografía.**

4. Giving the Diagnosis

You have . . .	**Tiene . . .**
a sprain.	**una torcedura.**
a contusion.	**una contusión.**
a fracture.	**una fractura.**
tendonitis.	**tendonitis.**

5. Treating the Patient

You need . . .	**Necesita . . .**
a cast.	**un yeso/una escayola.**

a splint.	**una férula.**
a forearm strap.	**una correa para el antebrazo.**
a cortisone injection.	**una inyección de cortisona.**
crutches.	**las muletas.**
stitches.	**las puntadas.**
a shot.	**una inyección.**
I need to remove fluid from your _____.	**Necesito desalojar el líquido de la/del _____.**
This will not hurt you.	**Esto no le va a doler.**
I am not going to hurt you.	**No voy a causarle dolor.**
I need to give you an	**Necesito darle una inyección**
anesthetic shot.	**de anestesia.**
antibiotic shot.	**de antibiótico.**
You will feel a pinch.	**Va a sentir un pinchazo.**
You will feel burning and then numbness.	**Va a sentir ardor y después entumecimiento.**
This will be a little uncomfortable.	**Le será un poco incómodo.**
You need surgery.	**Necesita una operación.**
We need to admit you.	**Necesitamos admitirle.**

You need to see an orthopedic doctor/ a bone specialist.	**Necesita ir a un especialista de los huesos (ortopédico)/ un especialista.**

6. Giving Discharge Instructions

MEDICATIONS

This is a prescription for your medication.	**Ésto es una receta para su medicina.**
You need to go to the pharmacy (name of store) to get the prescription filled.	**Necesita ir a la farmacia (nombre de la tienda) para obtener la receta.**
You do not have to pay for the medication.	**No tiene que pagar por la medicina.**
Your company will pay.	**Su compañía pagará.**
This medicine is (name of medication).	**Ésta medicina es _____.**
This medicine . . .	**Ésta medicina . . .**
is for pain.	**es para el dolor.**
is an antibiotic.	**es un antibiótico.**
is a muscle relaxant.	**es para rejalar los músculos.**
is an antibiotic cream.	**es una crema antibiótica.**
Take ( ) tablet(s) every ( ) hours.	**Tome ( ) tableta(s) cada ( ) horas.**

Take the medication only if you have pain.	**Tome la medicina sólo si tiene dolor.**
Take the medicine with food.	**Tome la medicina con comida.**
The medicine may make you sleepy.	**La medicina le puede adormecer.**
Only take the medication at bedtime.	**Sólo tome la medicina antes de acostarse.**
Do not drive or operate dangerous machines when taking the medication.	**No maneje ni opere máquinas peligrosas cuando tome la medicina.**
Do not drink alcohol when taking the medicine.	**No beba alcohol cuando tome la medicina.**

INJURY CARE INSTRUCTIONS

Put ice on your _____ for (20) minutes (3) times a day.	**Ponga hielo en su _____ por (veinte) minutos (tres) veces al día.**
Put moist heat on your _____ for (20) minutes (3) times a day.	**Ponga calor húmedo en su _____ por (veinte) minutos (tres) veces al día.**
Do not remove the bandage.	**No se quite la venda.**
Wash the wound with soap and water at least (3) times per day.	**Lave la herida con el jabón y el agua por lo menos (tres) veces al día.**

Keep the wound dry.	**Mantenga la herida seca.**

PHYSICAL THERAPY AND OCCUPATIONAL THERAPY

You will go to physical therapy _____ times per week.	**Necesita ir a la terapia física _____ veces a la semana.**
This is your prescription for physical therapy.	**Ésto es su receta para la terapia física.**
You will need to call or go to the physical therapy department to make your appointments.	**Necesitará llamar o ir al departamento de la terapia física para hacer sus citas.**
These are your therapy appointments.	**Éstos son sus citas para la terapia.**

FOLLOW-UP

You do not need to return to the clinic.	**No necesita regresar a la clínica.**
Return to the clinic or emergency room if you have a problem.	**Regrese a la clínica o la sala emergencia si tiene un problema.**
This is the date and time of your next appointment.	**Esta es la fecha y la hora de su próxima cita aquí.**
Your next appointment will be with Dr. _____.	**Tiene su próxima cita con el doctor/la doctora _____.**

COMPLETING DISCHARGE FORMS

Please fill out this form.	**Llene por favor este formulario.**
Please sign here if you understand your discharge instructions.	**Firme aquí por favor si entiende estas instrucciones.**
Please return this form to your company.	**Dé por favor este formulario a su compañía.**
This is your copy.	**Ésta es su copia.**

7. Giving the Work Status

You should not work today.	**No debe trabajar hoy.**
You should not work until your next appointment.	**No debe trabajar hasta su próxima cita.**
You can return to regular work.	**Puede volver al trabajo normal.**
You can return to light duty.	**Puede volver al trabajo ligero.**
You should not lift more than _____ pounds.	**No debe levantar más que _____ libras.**
Do not bend over while you work.	**No se doble mientras trabaja.**
Do not lift anything or do work above your shoulders.	**No levante nada ni trabaje por encima de sus hombros.**

Do minimal work with your right/left ______.	**Haga el trabajo mínimo con su ______ derecho/izquierdo.**
Do not work with your right/left ______.	**No trabaje con su ______ derecho/ izquierdo.**
Do not do fast or repetitive work with your right/left ______.	**No trabaje rápido ni de forma repetida con su ______ derecho/ izquierdo.**
Do seat work only.	**Haga el trabajo sentado sólo.**
Do not climb ladders/ steps.	**No suba escalerilla/ gradas.**
Do not drive.	**No maneje.**
Avoid contact with _____.	**Evite el contacto con _____.**
Wear hearing protection.	**Use la protección para los oídos.**
Wear eye protection.	**Use la protección para los ojos.**

8

LOWER BACK

1. Taking the History

HISTORY OF PRESENT ILLNESS

Show me where you have pain.	**Enséñeme donde tiene dolor.**
How did you hurt your back?	**¿Cómo se lastimó la espalda?**
Did you lift something heavy?	**¿Levantó algo pesado?**
How many pounds did you lift?	**¿Cuántas libras levantó?**
How many times did you lift?	**¿Cuántas veces levantó?**
How many times per hour (day)?	**¿Cuántas veces por hora (día)?**
Did you fall?	**¿Se cayó?**
Did something hit your back?	**¿Le golpeó algo en la espalda?**
Show me what you were doing when the pain started.	**Enséñeme lo que hacía cuando el dolor comenzó.**

Do you have to twist your back while you work?	**¿Tiene que torcer la espalda cuando trabaja?**

SYMPTOMS

Do you have pain in your back?	**¿Tiene el dolor en la espalda?**
Do you have pain in your legs?	**¿Tiene usted el dolor en las piernas?**
Is the pain sharp like a knife?	**¿Es el dolor agudo como un cuchillo?**
Is the pain dull?	**¿Es el dolor pesado?**
Is the pain constant?	**¿Es el dolor constante?**
Does the pain come and go?	**¿El dolor le va y le viene?**
Is the pain worse when you sit or stand?	**¿El dolor es peor cuando usted se sienta o se levanta?**
Do your legs feel . . .	**¿Siente las piernas . . .**
numb?	**entumecidas?**
asleep?	**¿dormidas?**
weak?	**¿débiles?**
tingling?	**¿hormigueo?**
Below your knees?	**¿Debajo de las rodillas?**
In your feet?	**¿En los pies?**
Show me where.	**Enséñeme donde.**

Do you have difficulty controlling your urine or stool?	**¿Tiene dificultad en controlar su orina o sus heces?**

PAST MEDICAL HISTORY

Have you ever hurt your back before?	**¿Se ha lastimado la espalda antes?**
Did you strain your back?	**¿Tuvo una torcedura de espalda?**
Did you have . . .	**¿Tuvo . . .**
a herniated disk?	**un hernia discal o desplazada ?**
a fracture?	**una fractura?**
an operation?	**una operación?**
How many years ago?	**¿Hace cuántos años?**
Do you have now or in the past kidney stones or blood in your urine?	**¿Tiene ahora o en el pasado piedras en el riñon o sangre en su orina?**

2. Performing the Physical Examination

I am going to examine your back.	**Voy a examinarle la espalda.**
Tell me if it hurts when I touch you.	**Dígame si le duele cuando le toco.**
Do this.	**Haga eso.**
Bend over.	**Dóblese.**

More.	**Más.**
Lean backward (as much as you can).	**Dóblese hacia atrás (lo más que pueda).**
Bend at the waist to the left/right.	**Doblé la cintura a la izquierda/a la derecha.**
Twist at the waist to the left/right.	**Tuerza la cintura a la izquierda/a la derecha.**
Walk on your toes.	**Camine de puntillas.**
Walk on your heels.	**Camine con los talones.**
Squat.	**Póngase en cuclillas.**
Raise up.	**Levántese.**
Sit down.	**Siéntese.**
Lie down.	**Acuéstese.**
Say "yes" when you feel me touch your leg.	**Diga "sí" cuando sienta que le toco la pierna.**
Are the two legs equal?	**¿Las dos piernas son iguales?**

3. Performing Diagnostic Tests

You need . . .	**Necesita . . .**
an x-ray.	**una radiografía.**
a CT scan.	**una tomografía.**
an MRI.	**un MRI.**
You do not need an x-ray of your back.	**No necesita una radiografía de la espalda.**

If your problem continues, we will get an x-ray of your back. **Si su problema continúa, obtendremos una radiografía de la espalda.**

4. Giving the Diagnosis

You have . . . **Tiene . . .**

a muscle strain. **una torcedura.**

a fracture. **una fractura.**

a disk herniation. **un hernia discal.**

A disk herniation is a protusion of the tissue between your back bones. **Un hernia discal es una protusión del tejido entre los huesos de la espalda.**

5. Giving Discharge Instructions

You need physical therapy. **Necesita terapia física.**

You need to see a back specialist. **Necesita ir a un especialista de la espalda.**

Put ice (moist heat) on your back for (20) minutes (3) times a day. **Ponga hielo (calor húmedo) en la espalda por (veinte) minutos (tres) veces al día.**

Do not lift heavy objects.	**No levante objetos pesados.**
You may walk, ride a bike, or swim.	**Puede caminar, montar en bicicleta, o nadar.**
Avoid strenuous sports.	**Evite el deporte vigoroso.**
Sleep on a firm bed.	**Duerma en una cama firme.**
Do not sleep on a waterbed.	**No duerma en una cama con colchón de agua.**
Follow the instructions given on these forms.	**Sigue las instrucciones en estos formularios.**

6. Discharge and Exercise Instruction Sheets

Lower Back Pain

Lower back pain can result from muscle or ligament strains, muscle spasms, or vertebral disk herniations. The most common cause of back pain in people who get injured at work is overuse of the back muscles.

Instructions for care of your injury at home:

Follow the instructions checked off below:

❍ Put ice on the painful area ____ minutes ____ times per day.

❍ After ____ days, put moist heat on the painful area ____ minutes ____ times per day.

❍ Avoid lifting or carrying heavy objects and any activity, such as prolonged bending, that makes the pain worse.

❍ Avoid strenuous sports.

❍ You may walk, ride a bike, or swim.

❍ Sleep on a firm bed. Do not sleep on a waterbed.

❍ Take your medication as prescribed.

  ❍ Take your medication with food.

  ❍ Do not drive or operate dangerous machines when taking the medication.

❍ Do the exercises as directed by your physician.

Call the clinic if:

❍ the pain becomes worse.

❍ you have new or inexplicable symptoms.

Return immediately to the clinic or emergency room if:

❍ you lose control of urination or bowel movements.

❍ you have problems when you urinate or have a bowel movement.

❍ you have numbness or weakness in your legs or feet.

Figure 8.1a. Lower Back Injury Discharge Instruction Sheet

Dolor de la Espalda Lumbar

El dolor de la espalda lumbar puede resultar de torceduras de los músculos o de ligamentos, de espasmos de los músculos, o hernias discales. La causa más común del dolor de espalda en la gente que se lastima en el trabajo es el dolor debido a un uso excesivo de los músculos de la espalda.

Las instrucciones para el cuidado de su lesión en casa:

Sigue las instrucciones:

- ❍ Ponga hielo en la área dolorida ____ minutos ____ veces al día.
- ❍ Después de ____ días, ponga calor húmedo en la área dolorida ____ minutos ____ veces al día.
- ❍ Evite levantar o llevar cosas pesadas y cualquier actividad que provoque el dolor.
- ❍ Evite el deporte vigoroso.
- ❍ Usted puede caminar, montar en bicicleta, o nadar.
- ❍ Duerma en una cama firme. No duerma en una cama con colchón de agua.
- ❍ Tome su medicina como se le ha recetado.
  - ❍ Tome su medicina con alimentos.
  - ❍ No maneje ni opere máquinas peligrosas cuando tome la medicina.
- ❍ Haga los ejercicios recetados por su médico.

Llame a la clínica sí:

- ❍ El dolor llega a ser peor.
- ❍ Tiene síntomas nuevos o inexplicables.

Regrese inmediatamente a la clínica o la sala de urgencias si:

- ❍ usted pierde control de orinar u evacuar el vientre.
- ❍ usted tiene problemas al orinar u evacuar el vientre.
- ❍ usted tiene las piernas o los pies entumecidos o débiles.

Figure 8.1b. Lower Back Injury Discharge Instruction Sheet. Spanish Version

Back Exercises

Do the following exercises as instructed by your doctor. Avoid doing the exercises when you have pain.

Exercises on hands and knees:

1. On your hands and knees, tighten your abdominal and buttock muscles. Arch your back to the ceiling (hold for ____ seconds). Then relax your stomach down to the floor (hold for ____ seconds).

   ____ times/day

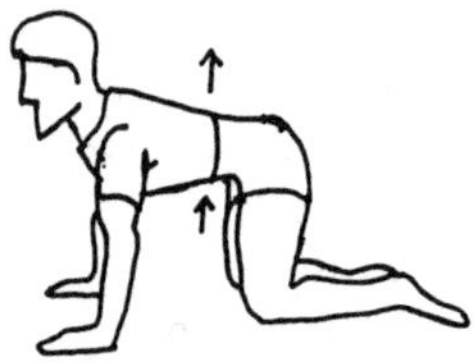

2. Tighten your abdominal muscles and rock your buttocks back to your heels. You should feel a stretch in the hips and back. Bend your head down for greater stretch. Hold for ____ seconds, then return to hands and knees.

   ____ times/day

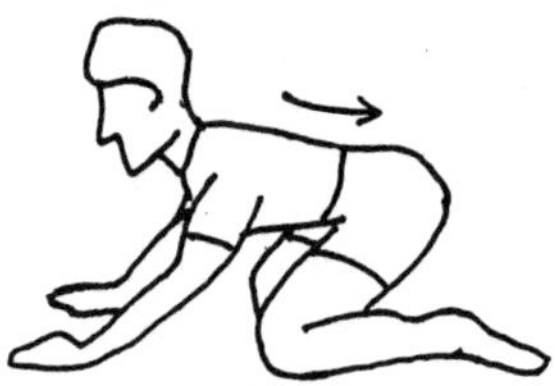

Figure 8.2a. Back Exercise Instruction Sheet, page 1

Los Ejercicios para la Espalda

Haga los ejercicios siguientes según las instrucciones de su doctor. Evite hacer los ejercicios cuando usted tiene el dolor.

Los ejercicios sobre manos y rodillas:

1. Sobre sus manos y rodillas, apriete los músculos del abdomen y las nalgas. Árquee la espalda hacia el techo (mantenga por ____ segundos). Entonces reláje el estómago hacia abajo (mantenga así durante ____ segundos).

   ____ veces al día

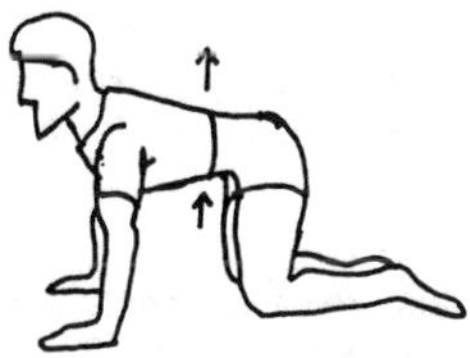

2. Apriete los músculos abdominales y ponga la nalga en los talones. Usted debe sentir un estirón en las caderas y la espalda. Baje la cabeza para estirarse mejor. Mantenga así durante ____ segundos, entonces regrese sobre las manos y rodillas.

   ____ veces al día

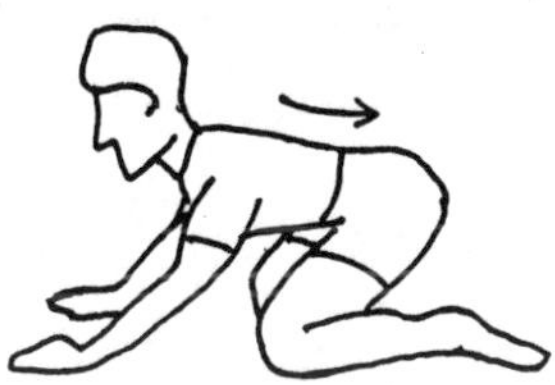

Figure 8.2b. Back Exercise Instruction Sheet, page 1: Spanish Version

Exercises lying on your stomach:

1. Lying on your stomach, lift your upper body up on your elbows or hands. Keep your hips on the floor. Hold for ____ seconds. Return to the floor.

   ____ times/day

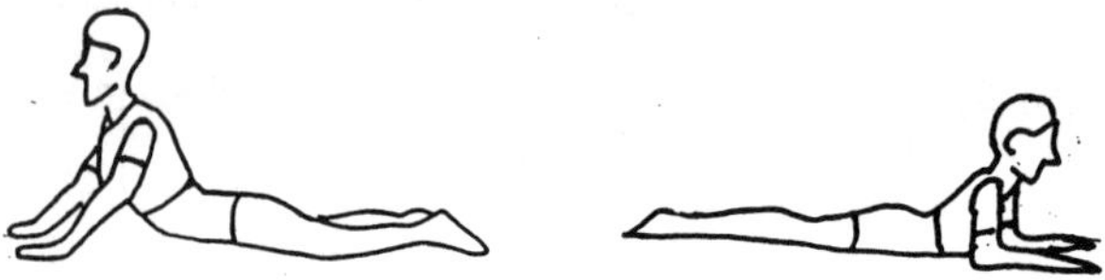

2. Lying on your stomach, raise your right arm up from the floor, keeping your elbow straight. Hold for 3 seconds. Repeat with your left arm.

   ____ times/day

3. Lying on your stomach, raise your right arm with a straight elbow and your left leg from the hip with a straight knee. Hold for ____ seconds. Relax and repeat with your opposite arm and leg.

   ____ times/day

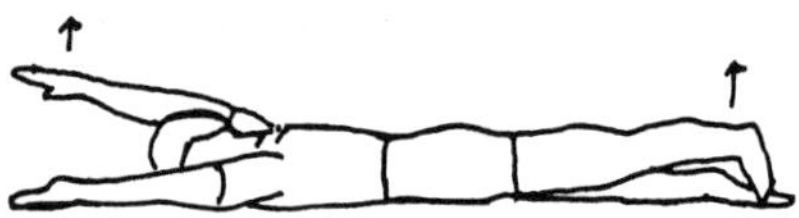

Figure 8.2c. Back Exercise Instruction Sheet, page 2

Los ejercicios acostados boca abajo:

1. Acostado boca abajo, levante el cuerpo superior en sobre los codos o las manos. Mantenga las caderas en el piso. Mantenga así durante ____ segundos. Vuelva al piso.

   ____ veces al día

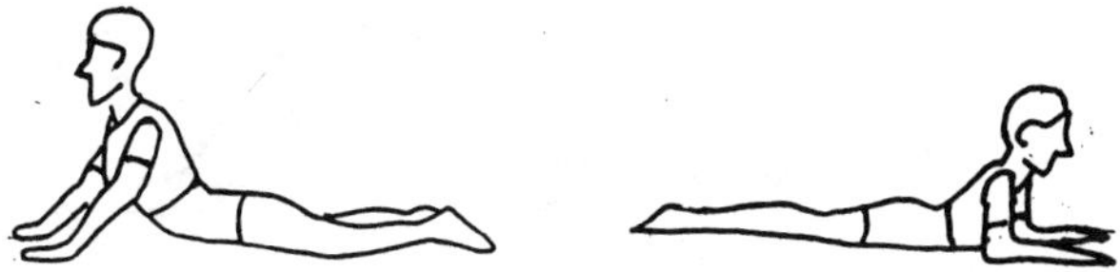

2. Acostado boca abajo, levante el brazo derecho del piso, mantenga el codo derecho estirado. Mantenga así durante ____ segundos. Repita con el brazo izquierdo.

   ____ veces al día

3. Acostado boca abajo, levante el brazo derecho con el codo recto y levante la pierna izquierda desde la cadera con la rodilla recta. Mantenga así durante ____ segundos. Relájese y repita con el otro brazo y la otra pierna.

   ____ veces al día

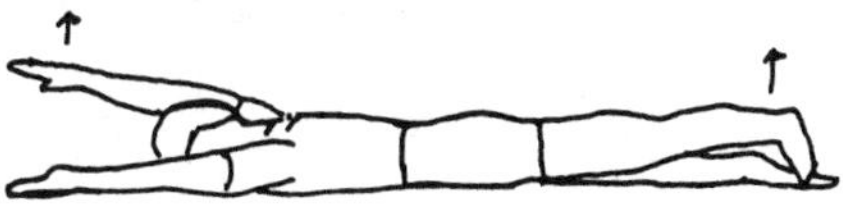

Figure 8.2d. Back Exercise Instruction Sheet, page 2: Spanish Version

Exercises on your back:

1. Lying on your back, tighten your abdominal muscles and press your buttocks against the floor without taking your hips off the floor. Hold for ____ seconds.

   ____ times/day

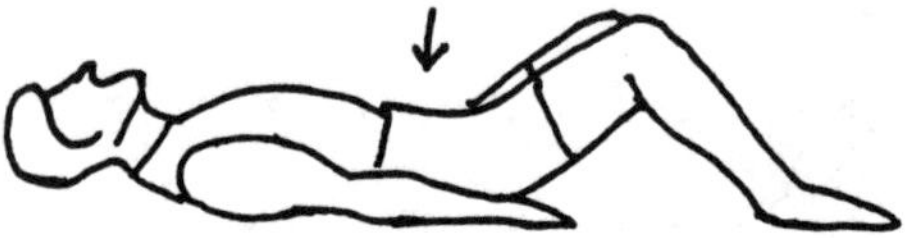

2. Lying on your back, bend your knees. Then slowly lower your knees to the right side. Hold for 5–10 seconds. Then slowly lower your knees to the left side.

   ____times/day

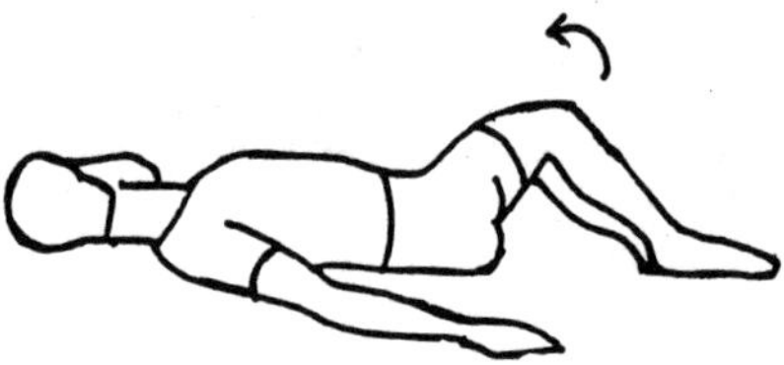

Figure 8.2e. Back Exercise Instruction Sheet, page 3

Los ejercicios acostado boca arriba:

1. Acostado boca arriba, apriete los músculos del abdomen y apriete la nalga contra el piso sin quitar las caderas del piso. Mantenga así durante ____ segundos.

   ____ veces al día

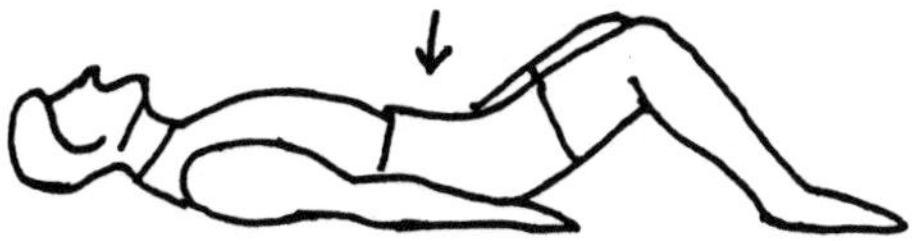

2. Acostado boca arriba, doble las rodillas. Entonces, baje las rodillas al lado derecho. Mantenga así durante 5–10 segundos. Entonces, baje las rodillas al lado izquierdo. Mantenga así durante 5–10 segundos.

   ____ veces al día

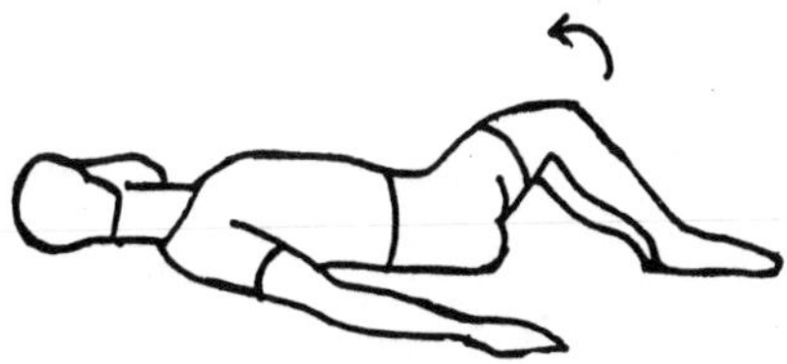

Figure 8.2f Back Exercise Instruction Sheet, page 3, Spanish Version

9

NECK AND UPPER BACK

1. Taking the History

HISTORY OF PRESENT ILLNESS

Show me where you have pain.	**Enséñeme donde tiene dolor.**
How did you hurt your back/neck?	**¿Cómo se lastimó la espalda/el cuello?**
Did you lift something heavy?	**¿Levantó algo pesado?**
Did you lift overhead?	**¿Levantó algo de arriba?**
How many pounds did you lift?	**¿Cuántas libras levantó?**
How many times did you lift?	**¿Cuántas veces levantó?**
How many times per hour/day?	**¿Cuántas veces por hora/día?**
Did you fall?	**¿Se cayó?**
Did something hit your neck/back?	**¿Le golpeó algo en el cuello/la espalda?**

Show me what you were doing when the pain started.	**Enséñeme lo que hacía cuando el dolor comenzó.**
Do you have to turn your neck to work?	**¿Tiene que torcer el cuello cuándo trabaja?**
Do you have to work overhead?	**¿Tiene que trabajar mirando hacia arriba?**

SYMPTOMS

Show me where you have pain.	**Enséñeme donde tiene dolor.**
Is the pain sharp like a knife?	**¿Es el dolor agudo como un cuchillo?**
Is the pain dull?	**¿Es el dolor pesado?**
Is the pain constant?	**¿Es el dolor constante?**
Does the pain come and go?	**¿El dolor le va y le viene?**
Do your arms, hands, or fingers feel numb?	**¿Sienta los brazos, las manos, o los dedos entumecidos?**
weak?	**¿débiles?**
tingling?	**¿con hormigueo?**
Show me where.	**Enséñeme donde.**

PAST MEDICAL HISTORY

Have you ever hurt your back/neck/shoulder before?	**¿Se ha lastimado la espalda/el cuello/el hombro antes?**

Did you strain your back or neck?	**¿Tuvo una torcedura de la espalda o del cuello?**
Did you have. . .	**¿Tuvo . . .**
a herniated disk?	**un hernia discal o desplazada?**
a fracture?	**una fractura?**
an operation?	**una operación?**
How many years ago?	**¿Hace cuántos años?**

2. Performing the Physical Examination

I am going to examine your back/neck/ shoulder.	**Voy a examinarle la espalda/ el cuello/ el hombro.**
Show me where you have pain.	**Enséñeme donde tiene dolor.**
Do this.	**Haga esto.**
Does it hurt when I touch here?	**¿Le duele cuando le toco aquí?**
Does it hurt when I do this?	**¿Le duele cuando hago esto?**
Turn your head to the right/left.	**Tuerza la cabeza a la derecha/a la izquierda.**
Bend your head . . .	**Doble la cabeza . . .**
forward.	**hacia adelante.**
backward.	**hacia atrás.**
side-to-side.	**de lado a lado.**

Bend your elbow.	**Doble el codo.**
Push against my hand.	**Empuje contra mí mano.**
Pull against my hand.	**Tire contra mí mano.**
Spread your fingers apart.	**Separe los dedos.**
Say "sharp" or "dull" when I touch you.	**Diga "agudo" o "pesado" cuando le toco.**
Do the two sides feel equal?	**¿Se sienten iguales los dos lados?**

3. Performing Diagnostic Tests

You need . . .	**Necesita . . .**
an x-ray.	**una radiografía.**
CT scan.	**una tomografía.**
MRI.	**un MRI.**
You do not need an x-ray.	**No necesita una radiografía.**
If your problem continues, we will get an x-ray.	**Si su problema continúa, obtendremos una radiografía.**

4. Giving the Diagnosis

You have . . .	**Tiene . . .**
a muscle strain.	**una torcedura.**
a fracture.	**una fractura.**

a problem with your nerves.	**un problema de nervios.**
a disk herniation.	**una hernia discal.**
A disk herniation is a protusion of the tissue between your back bones.	**Una hernia discal es una protusión del tejido entre los huesos de la espalda.**

5. Giving Discharge Instructions

You need physical therapy.	**Necesita terapia física.**
You need to see a back specialist.	**Necesita ir a un especialista de la espalda.**
Put ice (moist heat) on your neck/back for (20) minutes (3) times a day.	**Ponga hielo (calor húmedo) en el cuello/la espalda por (viente) minutos (tres) veces al día.**
Do not lift heavy objects.	**No levante objetos pesados.**
Follow the instructions on these forms.	**Sigue las instrucciones en estos formularios.**

6. Discharge and Exercise Instruction Sheets

Neck and Upper Back Strain

Neck and upper back pain can result from muscle or ligament strains, muscle spasms, or vertebral disk herniations. The most common cause of neck and upper back pain in people who get injured at work is overuse of the muscles.

Instructions for care of your injury at home:

Follow the instructions checked off below:

- ❍ Put ice on the painful area ____ minutes ____ times per day.
- ❍ After ____ days, put moist heat on the painful area for ____ minutes ____ times per day.
- ❍ Avoid lifting or carrying heavy objects or any activity such as prolonged overhead work that makes the pain worse.
- ❍ Avoid strenuous sports.
- ❍ You may walk or ride a stationary reclining bike.
- ❍ Sleep on your back or side (not your stomach) on a firm bed.
- ❍ Adjust your pillows so that your neck is not bent too far forward or backward.
- ❍ Take your medication as prescribed.
  - ❍ Take your medication with food.
  - ❍ Do not drive or operate dangerous machines when taking the medication.
- ❍ Do the exercises as directed by your physician.

Call the clinic if:

- ❍ the pain becomes worse.
- ❍ you have new or inexplicable symptoms.

Return immediately to the clinic or emergency room if:

- ❍ you have numbness or weakness in your arms.

Figure 9.1a. Neck and Upper Back Injury Discharge Instruction Sheet

La Torcedura del Cuello y la Espalda Superior

El dolor del cuello o de la espalda superior puede resultar de torceduras de los músculos o los ligamentos, los espasmos de los músculos, o una hernia discal herniado. La causa más común del dolor del cuello o la espalda superior en gente que se lastima en el trabajo es uso excesivo de los músculos.

Instrucciones para el cuidado de su lesión en casa:

Sigue las siguientes instrucciones:

- ❍ Ponga hielo en la área dolorida ____ minutos ____ veces al día.
- ❍ Después de ____ días, ponga calor húmedo en la área dolorosa por ____ minutos ____ veces al día.
- ❍ Evite levantar o llevar cosas pesadas o cualquier actividad sobre la cabeza que provoque el dolor.
- ❍ Evite el deporte vigoroso.
- ❍ Usted puede caminar o montar una bicicleta estática.
- ❍ Duerma acostado boca arriba o de lado (no acostado boca abajo) en una cama firme.
- ❍ Ajuste sus almohadas para que el cuello no se doble demasiado hacia delante ni hacia atrás.
- ❍ Tome su medicina según ha sido recetada.
    - ❍ Tome su medicina con alimento.
    - ❍ No maneje ni opere máquinas peligrosas mientras tome esta medicina.
- ❍ Haga los ejercicios según han sido dirigidos por su médico.

Llame a la clínica si:

- ❍ el dolor llega a ser peor.
- ❍ tiene síntomas nuevos o inexplicables.

Regrese inmediatamente a la clínica o la sala de urgencias si:

- ❍ siente entumecimiento o deblilidad en los brazos.

Figure 9.1b. Neck and Upper Back Injury Discharge Instruction Sheet: Spanish Version

Neck and Upper Back Exercises

Do the following exercises as instructed by your doctor. Avoid doing the exercises when you have pain.

Exercises sitting in a chair:

1. Lower your chin to your chest, then back as far as you can. Hold at each extreme for ____ seconds.

   ____ times/day

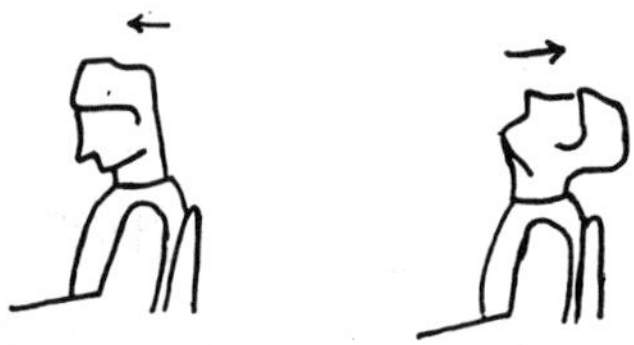

2. Tilt your head to your left shoulder, then your right shoulder. Do not rotate your head or lift your shoulder up. Hold at each side for ____ seconds.

   ____ times/day

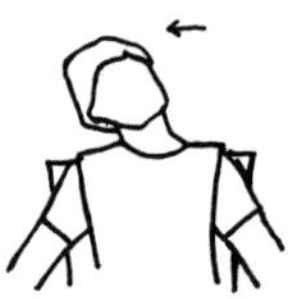

Figure 9.2a. Neck and Upper Back Injury Exercise Instruction Sheet, page 1

Los Ejercicios del Cuello y de la Espalda Superior

Haga los ejercicios siguientes indicados por su doctor. Evite hacer los ejercicios cuando tiene el dolor.

Ejercicos sentados:

1. Baje el mentón hacia el pecho y después hacia atrás lo mas que pueda. Mantenga la posición en cada extremo durante ____ segundos.

   ____ veces al día

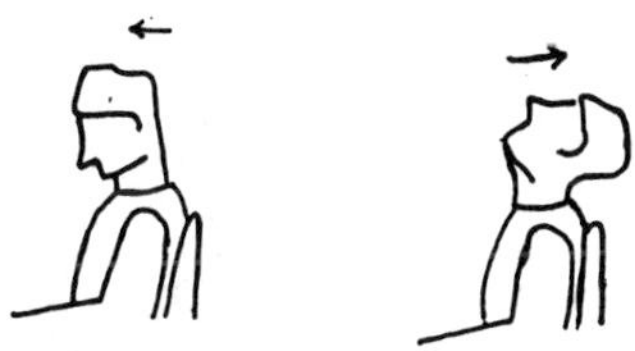

2. Incline la cabeza hacia el hombro izquierdo y después hacia el hombro derecho. No gire la cabeza ni levante el hombro izquierdo hacia arriba. Mantenga esta posición en cada lado durante ____ segundos.

   ____ veces al día

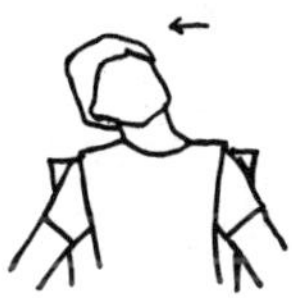

Figure 9.2b. Neck and Upper Back Injury Exercise Instruction Sheet, page 1: Spanish Version

3. Turn your head to the right and then the left. Hold for ____ seconds to each side.

   ____ times/day

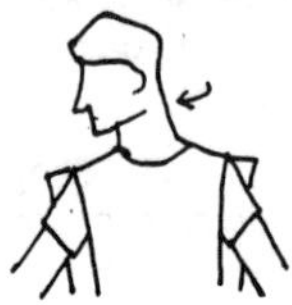

Exercises standing:

1. With your hands on your waist, tilt your head to the right while looking in the direction of your left hand. Hold for ____ seconds. Repeat to the right side.

   ____ times/day

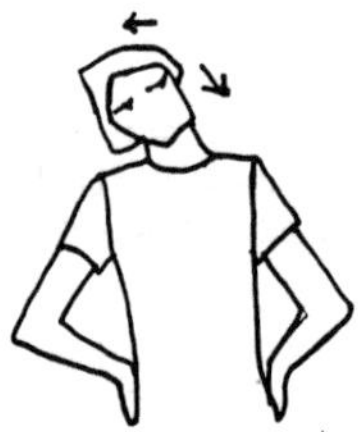

Figure 9.2c. Neck and Upper Back Injury Exercise Instruction Sheet, page 2

3. Tuerza la cabeza a la derecha y entonces a la izquierda. Mantenga esta posición en cada lado durante ____ segundos.

   ____ veces al día

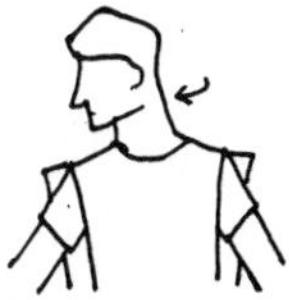

Ejercicios levantados:

1. Con las manos en la cintura, incline la cabeza a la derecha al mirar en la dirección de su mano izquierda. Mantenga esta posición durante ____ segundos. Repita hacia el lado derecho.

   ____ veces al día

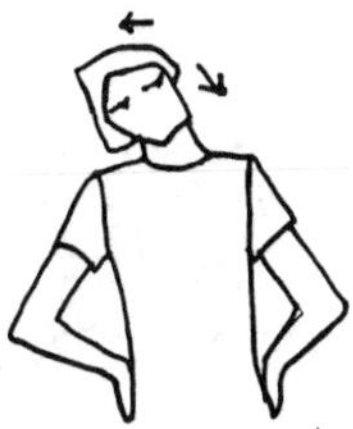

Figure 9.2d. Neck and Upper Back Injury Exercise Instruction Sheet, page 2. Spanish Version

2. Put your hands behind your back. Lower your left shoulder while tilting your head to the right. Hold for ____ seconds. Repeat the exercise, lowering your right shoulder and tilting your head to the left. Hold for ____ seconds.

   ____ times/day

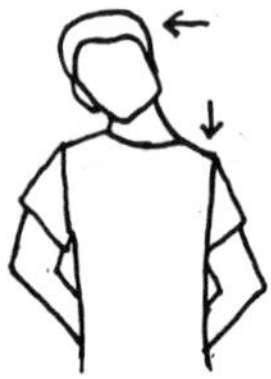

3. Place your hand in back of your head. Place your elbow against a wall. Slowly raise your elbow while pushing against your head. Look down and over your shoulder as you push. Hold for 10 seconds. Repeat on the other side.

   ____ times/day

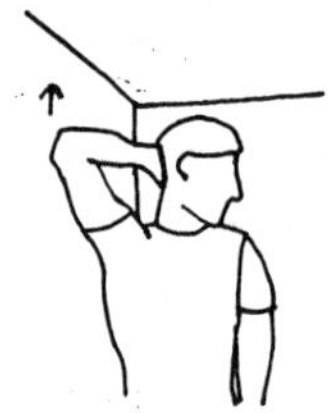

Figure 9.2e. Neck and Upper Back Injury Exercise Instruction Sheet, page 3

2. Ponga las manos detrás de la espalda. Baje el hombro izquierdo al inclinar la cabeza a la derecha. Mantenga esta posición por ____ segundos. Repita el ejercicio: baje el hombro derecho e incline la cabeza hacia la izquierda. Mantenga esta posición durante ____ segundos.

   ____ veces al día

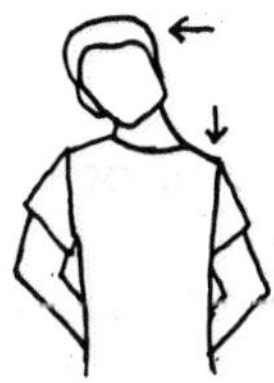

3. Ponga la mano detrás de su cabeza. Ponga el codo contra una pared. Levante lentamente el codo al empujar contra su cabeza. Mire al suelo y sobre el hombro cuando usted empuje. Mantenga esta posición durante 10 segundos. Repita en el otro lado.

   ____ veces al día

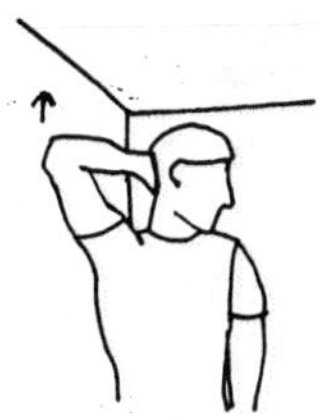

Figure 9.2f. Neck and Upper Back Injury Exercise Instruction Sheet, page 3. Spanish version

10

SHOULDER

1. Taking the History

HISTORY OF PRESENT ILLNESS

Show me where you have pain.	**Enséñeme donde tiene el dolor.**
How did you hurt your shoulder?	**¿Cómo se lastimó usted el hombro?**
Did you fall?	**¿Se cayó?**
Did something fall on your shoulder?	**¿Le cayó algo en el hombro?**
Did you lift something heavy?	**¿Levantó algo pesado?**
How many pounds did you lift?	**¿Cuántas libras levantó?**
How often did you lift?	**¿Cuántas veces levantó?**
How many times per hour (day)?	**¿Cuántas veces por hora (día)?**
Show me what you were doing when the pain started.	**Enséñeme lo que hacía cuando el dolor comenzó.**

Do you have to do the same task frequently (rapidly) an hour?	**¿Tiene que hacer la misma tarea frecuentemente (rápido) cada hora?**
Show me what you do that makes the pain worse.	**Enséñeme lo que provoca el dolor.**
Do you have to work overhead?	**¿Tiene que hacer trabajo mirando hacia arriba?**

SYMPTOMS

Is the pain worse when you lift your arm overhead?	**¿Es el dolor peor cuando levanta el brazo hacia arriba?**
Do you have pain at night?	**¿Tiene usted el dolor por la noche?**
Is the pain worse when you sleep on your back?	**¿Es el dolor peor cuando usted duerme bocarriba?**
Do you hear crackling in your shoulder?	**¿Le cruje el hombro?**
Do you hear a clunking sound in your shoulder?	**¿Oye usted un sonido sordo en el hombro?**
Does your shoulder feel as though it is moving in and out of place?	**¿Siente el hombro desencajado?**
Does your arm/hand feel . . .	**¿Siente el brazo/la mano . . .**
numb?	**entumecido/a?**

weak?	**débil?**
Show me where.	**Enséñeme donde.**

PAST MEDICAL HISTORY

Have you ever hurt your shoulder before?	**¿Se ha lastimado el hombro antes?**
Have you ever had a similar problem before?	**¿Ha tenido un problema semejante antes?**
Did you strain your shoulder?	**¿Tuvo una torcedura de hombro?**
Did you dislocate your shoulder?	**¿Se dislocó el hombro?**
Did you have . . .	**¿Tuvo . . .**
a fracture?	**una fractura?**
an operation?	**una operación?**
How many years ago?	**¿Hace cuántos años?**

2. Performing the Examination

I am going to examine your shoulder.	**Voy a examinarle el hombro.**
Tell me if it hurts when I touch you.	**Dígame si le duele cuando le toco.**
Do this.	**Haga esto.**
Does this cause pain?	**¿Le causa ésto dolor?**
Bend/straighten your elbow.	**Doble/enderece el codo.**

Bend your head . . .	**Doble la cabeza . . .**
forward.	**hacia adelante.**
back.	**hacia atrás.**
from side to side.	**de lado a lado.**
from left to right.	**de la izquierda a la derecha.**
Do you have pain when you bend your head.	**¿Le duele cuando dobla la cabeza?**
Pull against my hands.	**Tire contra mís manos.**
Fold your arms across your chest.	**Cruce sus brazos sobre el pecho.**
Lift your arms as high as you can.	**Levante los brazos tan alto como pueda.**

3. Performing Diagnostic Testing

You need . . .	**Necesita . . .**
an x-ray.	**una radiografía.**
a CT scan.	**una tomografía.**
an MRI.	**un MRI.**
You do not need an x-ray.	**No necesita una radiografía.**
If your problem continues, we will get an x-ray.	**Si su problema continúa, obtendremos una radiografía.**

4. Giving the Diagnosis

You have . . .	**Tiene . . .**
a muscle strain.	**una torcedura.**
a fracture.	**una fractura.**
a contusion.	**una contusión.**
tendonitis.	**tendonitis.**
inflammation.	**inflamación.**
dislocation.	**una dislocación.**
a torn tendon.	**un desgarramiento de tendón.**

5. Treating the Patient

You need . . .	**Necesita . . .**
a cast/splint.	**un yeso/una férula.**
a sling.	**un cabestrillo.**
a cortisone injection.	**una inyección de cortisona.**
I need to remove fluid from your shoulder.	**Necesito hacerle un drenaje en el hombro.**
You need to see an orthopedic doctor.	**Necesita ir a un ortopédico (un especialista de los huesos).**

6. Giving Discharge Instructions

Do not remove your sling.	**No se quite el cabestrillo.**
You may remove your sling.	**Puede quitarse el cabestrillo.**
Put ice on your shoulder for (20) minutes (3) times a day.	**Ponga hielo en el hombro por (veinte) minutos (tres) veces al día.**
Follow the instructions given on this form.	**Sigue las instrucciones en este formulario.**

7. Discharge and Exercise Instruction Sheets

Shoulder Injuries

Shoulder injuries are common problems, and shoulder pain may have many causes. Damage to the cartilage, muscles, and other tissues that hold the shoulder in place can cause shoulder pain and limited movement. In most cases, stretching the tissue and muscles results in pain. In more severe injuries, tissue is torn and requires the attention of an orthopedic (bone) specialist.

Instructions for care of your injury at home:

Follow the instructions checked off below:

- ❍ Put ice on the painful area ____ minutes ____ times per day.
- ❍ Avoid lifting or carrying heavy objects or any activity that makes the pain worse, such as prolonged overhead work.
- ❍ Avoid strenuous sports.
- ❍ Take your medication as prescribed.
  - ❍ Take your medication with food.
  - ❍ Do not drive or operate dangerous machines when taking the medication
- ❍ The doctor has given you a sling. You need to wear the sling . . .
  - ❍ at all times.
  - ❍ except at bedtime.
  - ❍ except when bathing.
  - ❍ The sling is only for comfort. You may remove it if you do not feel that you need to wear it.
- ❍ You will need to go to physical therapy at the following times:
- ❍ You need to call the physical therapy department to make your appointments. The telephone number is ______________.

Call the clinic if:

- ❍ the swelling or pain becomes worse.
- ❍ you develop new or inexplicable symptoms.

Figure 10.1a. Shoulder Injury Discharge Instruction Sheet

Las Heridas del Hombro

Las injurias de hombro son un problema común y el dolor de hombre puede tener muchas causas. Un cartilago, un músculo, o unos tejidos dañados pueden causar dolor de hombro y movimiento limitado. En la mayoría de los casos, el dolor resulta del estiramiento excesivo del tejido o de los músculos del hombro. En lesiones más severas, el tejido se rompe y requiere la atención de un especialista ortopédico (de huesos).

Instrucciones para el cuidado de su lesión en casa:

Sigue las instrucciones:

- ❍ Ponga hielo al área dolorosa ____ minutos ____ veces al día.
- ❍ Evite levantar o llevar cosas pesadas o cualquier actividad que provoque el dolor como el trabajo prolongado.
- ❍ Evite el deporte vigoroso.
- ❍ Tome su medicina como ha sido recetada.
  - ❍ Tome su medicina con alimento.
  - ❍ No maneje ni opere máquinas peligrosas mientras tome esta medicina.
- ❍ El doctor le ha dado un cabestrillo. Necesita llevar el cabestrillo . . .
  - ❍ siempre.
  - ❍ menos a la hora de acostarse.
  - ❍ menos cuando se bañe/se duche.
  - ❍ El cabestrillo es para su comodidad. Puede quitárselo si piensa que no necesita llevarlo.
- ❍ Usted necesitará ir a terapia física a las horas siguientes:
- ❍ Necesita llamar al departamento de terapia para hacer sus citas. El número de telefóno es ________________.

Llame a la clínica si:

- ❍ la hinchazón o el dolor llega a ser peor.
- ❍ tiene síntomas nuevos o inexplicables.

Figure 10.1b. Shoulder Injury Discharge Instruction Sheet: Spanish Version

11

ELBOW AND ARM

1. Taking the History

HISTORY OF PRESENT ILLNESS

Show me where you have pain.	**Enséñeme donde tiene el dolor.**
How did you hurt your arm (elbow)?	**¿Cómo se lastimó usted el brazo (el codo)?**
Did you fall?	**¿Se cayó?**
Did something fall on your arm?	**¿Le cayó algo en el brazo?**
Did you bump your arm?	**¿Se golpeó el brazo?**
Did you lift something heavy?	**¿Levantó algo pesado?**
How many pounds did you lift?	**¿Cuántas libras levantó?**
How often did you lift?	**¿Cuántas veces levantó?**
How many times per hour (day)?	**¿Cuántas veces por hora (día)?**

Do you have to do the same task frequently (rapidly) an hour?	**¿Tiene que hacer la misma tarea frecuentemente (rápido) cada hora?**
Show me what you were doing when the pain started.	**Enséñeme lo que hacía cuando el dolor comenzó.**
Show me what you do that makes the pain worse.	**Enséñeme lo que provoca el dolor.**
Do you have to twist your arm while you work?	**¿Tiene que torcer usted el brazo cuando trabaja?**
When you work, do you use . . .	**¿Cuándo trabaja, usa . . .**
a power tool?	**una herramienta eléctrica?**
a jack hammer?	**una perforadora neumática?**
another tool that makes your pain worse?	**otra herramienta lo que provoca peor?**
What?	**¿Qué?**

SYMPTOMS

After you hurt yourself, were you able . . .	**¿Después de qué se lastimó, pudo . . .**
to straighten your elbow?	**poner derecho el codo?**

to lift heavy objects?	**¿Levantar objetos pesados?**
to use your arm?	**¿Usar el brazo?**
Did you hear your elbow "pop"?	**¿Notó su brazo desencajado?**
Does your arm/hand feel . . .	**¿Siente el brazo/la mano . . .**
numb?	**entumecido?**
asleep?	**dormido?**
weak?	**débil?**
tingling?	**con hormigueo?**
Show me where.	**Enséñeme donde.**

PAST MEDICAL HISTORY

Have you ever hurt your arm before?	**¿Se ha lastimado el brazo antes?**
Have you ever had a similar problem before?	**¿Ha tenido un problema semejante antes?**
Have you ever had a broken arm?	**¿Ha tenido usted una fractura del brazo alguna otra vez?**
Do you do housework?	**¿Hace la limpieza de la casa?**
Do you cook?	**¿Cocina?**
Do you sew?	**¿Cose?**

2. Performing the Physical Examination

I am going to examine your arm (elbow).	**Voy a examinarle el brazo (el codo).**
Tell me if it hurts when I touch you.	**Dígame si le duele cuando lo toco.**
Does this cause pain?	**¿Le causa esto dolor?**
Bend (straighten) your elbow.	**Doble (ponga derecho) el codo.**
Push against my hands.	**Empuje contra mí mano.**
Pull my hands toward you.	**Tire contra mí mano.**

3. Performing Diagnostic Tests

You need . . .	**Necesita . . .**
an x-ray.	**una radiografía.**
a nerve study.	**una prueba de nervios.**

4. Giving the Diagnosis

You have . . .	**Tiene . . .**
a sprain.	**una torcedura.**
a contusion.	**una contusión.**
a fracture.	**una fractura.**
tendonitis.	**tendonitis.**

Tendonitis is inflammation in the tissue that connects bone to muscle. **Tendonitis es la inflamación del tejido que conecta el hueso al músculo.**

5. Treating the patient

You need . . . **Necesita . . .**

a cast/splint. **un yeso/una férula.**

forearm strap. **una correa del antebrazo.**

cortisone injection. **una inyección de cortisona.**

I need to remove fluid from your elbow. **Necesito hacerle un drenaje en el codo.**

6. Giving Discharge Instructions

You need to see an orthopedic doctor. **Necesita ir a un ortopédico (un especialista de los huesos).**

Elevate your arm to reduce swelling. **Eleve el brazo para reducir la hinchazón.**

Elevate your arm on two pillows. **Eleve el brazo sobre dos almohadas.**

Do not remove your sling/your splint. **No se quite su cabestrillo/su férula.**

You may remove your sling/your splint. **Puede quitarse su cabestrillo/su férula.**

Put ice on your arm/ elbow for (20) minutes (3) times a day.	**Pónga hielo en el brazo/el codo durante (veinte) minutos (tres) veces al día.**
Follow the instructions given on these forms.	**Sigue las instrucciones en estos formularios.**

7. Discharge and Exercise Instruction Sheets

Elbow Tendonitis

Tendonitis is inflammation of the tissues that connect muscle to bone. Tendonitis of the elbow is common in people who must tightly grip objects, lift heavy loads, or frequently bend their elbows. Sports such as golf or tennis can cause tendonitis of the elbow. This condition causes tenderness and swelling at the elbow and pain with gripping or lifting.

Instructions for care of your injury at home:

Follow the instructions checked off below:

- ❍ Put ice on the painful area ____ minutes ____ times a day.
- ❍ Avoid lifting, carrying heavy objects, tight gripping, or any activity that makes the pain worse.
- ❍ Wear a forearm strap during the day.
- ❍ Take your medication as prescribed.
  - ❍ Take your medication with food.
  - ❍ Do not drive or operate dangerous machines when taking the medication.
- ❍ Do the exercises as directed by your physician.

Call the clinic if:

- ❍ the pain becomes worse.
- ❍ you have new or inexplicable symptoms.

Figure 11.1a. Elbow Tendonitis Discharge Instruction Sheet

Tendonitis del Codo

Tendonitis es la inflamación del tejido que conecta el hueso al músculo. La tendonitis del codo es bastante común en gente que debe apretar o levantar cosas pesadas, o doblar los codos frecuentemente. Los deportes tal como el golf o el tenis pueden causar tendonitis del codo también. Esta condición puede causar dolor e hinchazón al agarrar o levantar objetos.

Las instrucciones para el cuidado de su lesión en casa:

Sigue las instrucciones apuntadas:

- ❍ Pónga hielo en la área dolorida __ minutos __ veces al día.
- ❍ Evite levantar, llevar cosas pesadas, agarrar con mucha fuerza, o cualquier actividad que provoque el dolor.
- ❍ Lleve una correa de antebrazo durante el día.
- ❍ Tome su medicina tal como se le ha recetado.
  - ❍ Tome su medicina con alimentos/comida.
  - ❍ No maneje ni opere máquinas peligrosas mientras tome la medicina.
- ❍ Haga los ejercicios indicados por su médico.

Llame a la clínica si:

- ❍ el dolor llega a ser peor.
- ❍ tiene síntomas nuevos o inexplicables.

Figure 11.1b. Elbow Tendonitis Discharge Instruction Sheet: Spanish version

Exercises for Elbow Tendonitis

Strengthening muscles in your forearm can help prevent further injury to the tendons at your elbow. Do the following exercises as instructed by your doctor. Avoid doing the exercises when you have pain at your elbow.

Exercise 1: Raise your arm straight out in front of you to shoulder height. Keep your elbow straight and make a fist.

1. Bend your wrist down as far as it will go, then back to the neutral position.
2. Starting from the neutral position, bend your wrist down and twist your hand outward.
3. Return to the neutral position. Then bend your wrist upward and twist your hand outward.

____ times/day

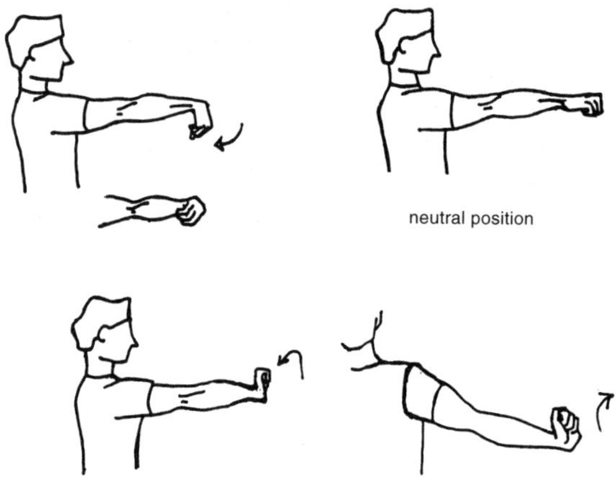

Figure 11.2a. Elbow Tendonitis Exercise Instruction Sheet, page 1

Los Ejercicios para la Tendonitis del Codo

El reforzar los músculos del antebrazo puede prevenir lesiones adicionales a los tendones del codo. Haga los ejercicios siguientes como indicados por su doctor. Evite hacer los ejercicios cuando usted tiene dolor de codo.

Ejercicio 1: Levante el brazo a la altura del hombro. Mantenga el codo recto y haga un puño.

1. Doble la muñeca hacia abajo tan lejos como pueda y después llévela a una posición neutral.
2. Comenzando con la posición neutral, doble la muñeca hacia abajo y tuerza la mano hacia afuera.
3. Regrese la mano a la posición neutral. Entonces doble la muñeca hacia arriba y tuerza la mano hacia afuera.

____ veces al día

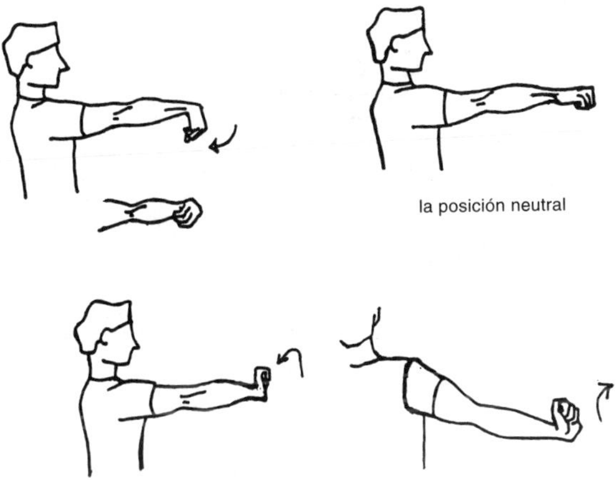

Figure 11.2b. Elbow Tendonitis Exercise Instruction Sheet, page 1: Spanish Version

Exercise 2: With your arms straight, use both hands to twist a dry towel as if you were wringing water out of the towel.

_____ times/day

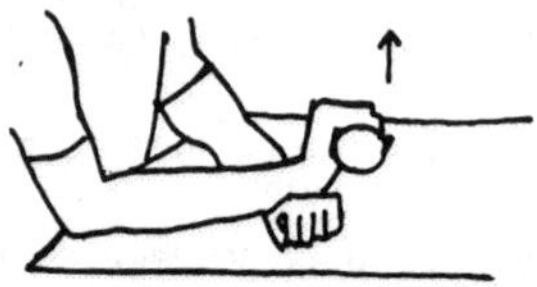

Exercise 3: Rest your arm on a table as shown. Hold a 1-pound weight (a can of food) and slowly raise your wrist as high as you can. Repeat the exercise with your palm up and with your palm down.

_____ times/day

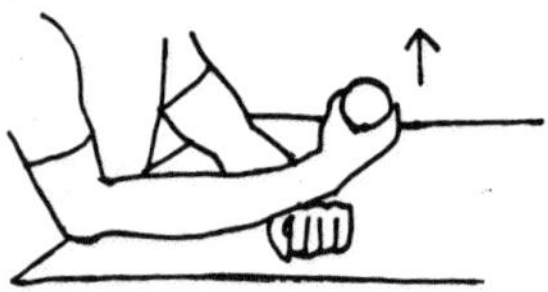

Figure 11.2c. Elbow Tendonitis Exercise Instruction Sheet, page 2

Ejercicio 2: Con los brazos rectos, use las dos manos para torcer una toalla seca como si usted retorciera el agua de la toalla.

____ veces al día

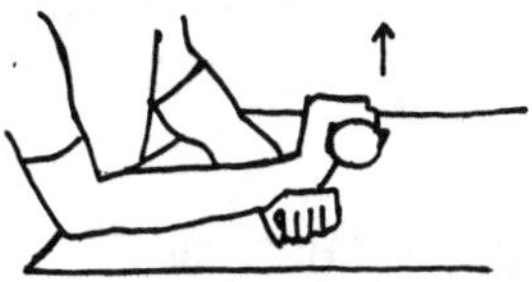

Ejercicio 3: Ponga el brazo sobre una mesa de ésta manera. Soporte un peso de 1 libra (una lata de comida) y levante lentamente la muñeca tan alto como usted pueda. Repita el ejercicio con la palma hacia arriba y con la palma hacia abajo.

____ veces al día

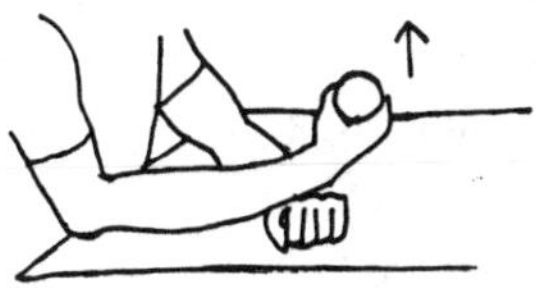

Figure 11.2d. Elbow Tendonitis Exercise Instruction Sheet, page 2: Spanish Version

12

HAND AND WRIST

1. Taking the History

HISTORY OF PRESENT ILLNESS

Show me where you have pain.	**Enséñeme donde tiene el dolor.**
How did you hurt your hand/wrist?	**¿Cómo se lastimó la mano/la muñeca?**
Did you fall?	**¿Se cayó?**
Did something fall on your hand/wrist?	**¿Le cayó algo en la mano/la muñeca?**
Did something hit your hand/wrist?	**¿Lo golpeó algo en la mano/la muñeca?**
Did you lift something heavy?	**¿Levantó algo pesado?**
How many pounds did you lift?	**¿Cuántas libras levantó?**
How often did you lift?	**¿Cuántas veces levantó?**
How many times per hour (day)?	**¿Cuántas veces por hora (día)?**

Do you have to do the same task frequently (rapidly) an hour?	**¿Tiene que hacer la misma tarea frecuentemente (rápido) cada hora?**
Show me what you were doing when the pain started.	**Enséñeme lo que hacía cuando el dolor comenzó.**
Show me what you do that makes the pain worse.	**Enséñame lo que provoca el dolor.**
When you work, do you use . . .	**¿Cuando trabaja, usa . . .**
a computer?	**una computadora?**
a hand tool?	**una herramienta manual?**
a spray gun?	**una pistola para pulverizar?**
another tool that makes your pain worse?	**otra herramienta que provoca su dolor?**

SYMPTOMS

Do your hands/fingers feel . . .	**¿Siente las manos/los dedos . . .**
numb?	**¿entumecidos?**
asleep?	**¿dormido?**
weak?	**¿débiles?**
tingling?	**¿con hormigueo?**
Show me where.	**Enséñeme donde.**

Have you been dropping objects due to pain or weakness?	**¿Se le han caído objetos debido al dolor o la debilidad?**

PAST MEDICAL HISTORY

Have you ever hurt your hand/wrist before?	**Se ha lastimado la mano/la muñeca antes?**
Have you ever had a similar problem before?	**¿Ha tenido un problema semejante antes?**
Did you have . . .	**¿Tuvo . . .**
a sprain?	**una torcedura?**
a fracture?	**una fractura?**
an operation?	**una operación?**
Do you do housework?	**¿Hace los quehaceres de la casa?**
Do you cook?	**¿Cocina?**
Do you sew?	**¿Cose?**

2. Performing the Physical Examination

I am going to examine your hand/wrist.	**Voy a examinarle la mano/la muñeca.**
Tell me if it hurts when I touch you.	**Dígame si le duele cuando le toco.**
Does this cause pain?	**¿Le causa esto dolor?**
Push against my hand.	**Empuje contra mí mano.**

Pull against my hand.	**Jale contra mí mano.**
Hold your hands like this.	**Ponga las manos así.**
Squeeze my fingers.	**Apriete mis dedos.**
Harder.	**Más fuerte.**
Make a circle like this.	**Haga un círculo así.**
Do not let me separate your fingers.	**No deje que los separo los dedos.**
Spread your fingers apart.	**Separe los dedos.**
Say sharp or dull when I touch you.	**Diga agudo o flojo cuando le toco.**
Do the two sides feel equal?	**¿Se sienten iguales los dos lados?**
Does this cause pain/shock/tingling?	**¿Causa esto dolor/un golpe/hormigueo?**

3. Performing Diagnostic Tests

You need . . .	**Necesita . . .**
an x-ray.	**una radiografía.**
a nerve study.	**un estudio de nervios.**

4. Giving the Diagnosis

You have . . .	**Tiene . . .**
a sprain.	**una torcedura.**
a contusion.	**una contusión.**
a fracture.	**una fractura.**
tendonitis.	**tendonitis.**

You have blood under your finger nail.	**Tiene sangre debajo de la uña.**
Tendonitis is inflammation in the tissue that connects bone to muscle.	**La tendonitis es la inflamación en el tejido que conecta el hueso al músculo.**

5. Treating the Patient

You need . . .	**Necesita . . .**
a cast/splint.	**un yeso/una férula.**
a cortisone injection.	**una inyección de cortisona.**
I need to remove the blood from under your nail.	**Necesito hacer un drenaje de la sangre debajo de la uña.**

5. Giving Discharge Instructions

You need to see an orthopedic doctor.	**Necesita ir a un ortopédico (un especialista de los huesos).**
Elevate your hand on two pillows to reduce swelling.	**Eleve el brazo sobre dos almohadas para reducir la hinchazón.**
Do not remove your sling.	**No se quite su cabestrillo.**
your splint.	**su férula.**

You may remove your sling.

your splint.

Put ice on your hand/wrist/finger for (20) minutes (3) times a day.

Follow the instructions given on these forms.

Puede quitarse su cabestrillo.

su férula.

Pónga hielo en la mano/la muñeca/el dedo durante (veinte) minutos (tres) veces al día.

Sigue las instrucciones en estos formularios.

6. Discharge and Exercise Instruction Sheets

Wrist Sprain

Wrist sprains can result from overuse or stretching of the muscles and tendons of your wrist.

Instructions for care of your injury at home:

Follow the instructions checked off below:

- ❍ Put ice on the painful area ____ minutes ____ times per day.
- ❍ Avoid lifting or carrying heavy objects or any activity such as prolonged overhead work that makes the pain worse.
- ❍ Wear the wrist splint during the day/at bedtime.
- ❍ Take your medication as prescribed.
    - ❍ Take your medication with food.
    - ❍ Do not drive or operate dangerous machines when taking the medication.
- ❍ Do the exercises as directed by your physician.

Call the clinic if:

- ❍ the pain becomes worse.
- ❍ you have new or inexplicable symptoms.

Figure 12.1a. Wrist Sprain Discharge Instruction Sheet

La Torcedura de la Muñeca

Las torceduras de muñeca pueden resultar del uso o el estiramiento excesivo de los músculos o los tendones de la muñeca.

Instrucciones para el cuidado de su lesión en casa:

Sigue las instrucciones apuntadas:

- ❍ Pónga hielo en la área dolorida por ____ minutos ____ veces al día.
- ❍ Evite levantar o llevar cosas pesadas o cualquier actividad que provoque el dolor.
- ❍ Lleve una férula de muñeca durante el día/a la hora de acostarse.
- ❍ Tome su medicina como se le ha recetado.
    - ❍ Tome su medicina con comida.
    - ❍ No maneje ni opere máquinas peligrosas mientras tome la medicina.
- ❍ Haga los ejercicios indicados por su médico.

Llame a la clínica si:

- ❍ el dolor llega a ser peor.
- ❍ tiene síntomas nuevos o inexplicables.

Figure 12.1b. Wrist Sprain Discharge Instruction Sheet: Spanish Version

Wrist Exercises

Do the following exercises as instructed by your doctor. Avoid doing the exercises when you have pain or swelling.

1. Place your forearm on a table. Use your other hand to pull back the hand of the affected wrist. Hold for ____ seconds.

   ____ times/day

2. Place your hand on your affected hand. Push up with the hand against the resistance of the opposite hand. Hold for ____ seconds.

   ____ times/day

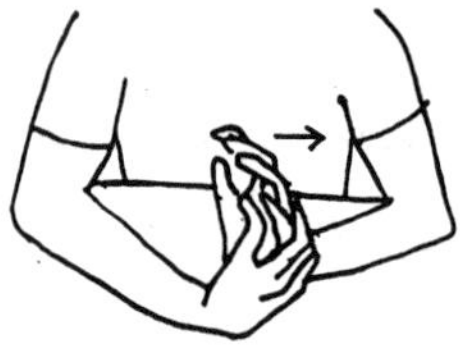

3. Bend your hand toward you. Use your other hand to assist the stretch. Hold for ____ seconds.

   ____ times/day

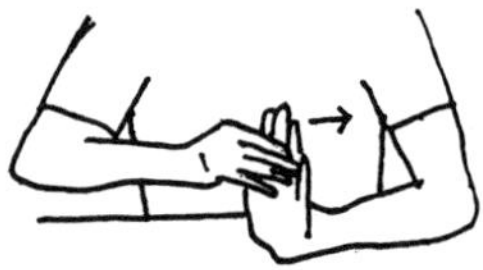

Figure 12.2a. Hand and Wrist Exercise Instruction Sheet, page 1

Los Ejercicios de la Muñeca

Haga los ejercicios siguientes indicados por su doctor. Evite hacer los ejercicios cuando usted tiene el dolor o la hinchazón.

1. Ponga el antebrazo sobre una mesa. Use la otra mano para estirar la mano de la muñeca afectada. Mantenga esta posición durante ____ segundos.

   ____ veces al día

2. Ponga la mano sobre la mano afectada. Levante la mano afectada contra la resistencia de la otra mano. Mantenga esta posición durante ____ segundos.

   ____ veces al día

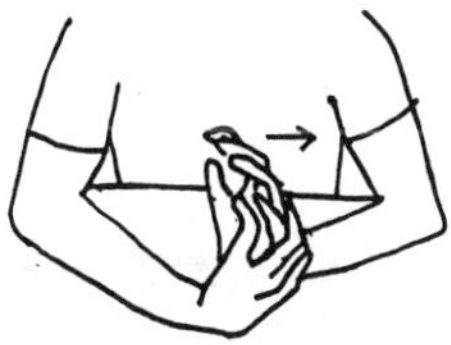

3. Doble la mano hacia usted. Use la otra mano para ayudar el estiramiento. Mantenga esta posición durante ____ segundos.

   ____ veces al día

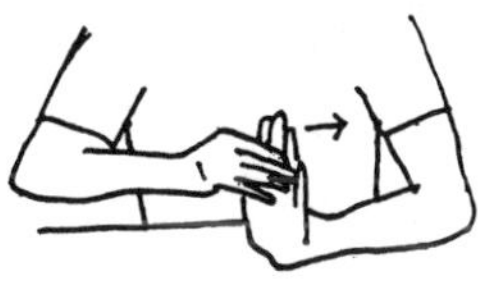

Figure 12.2b. Hand and Wrist Exercise Instruction Sheet, page 1: Spanish Version

4. With the palm up, push your affected hand against the resistance of the other hand. Hold for ____ seconds.

   ____ times/day

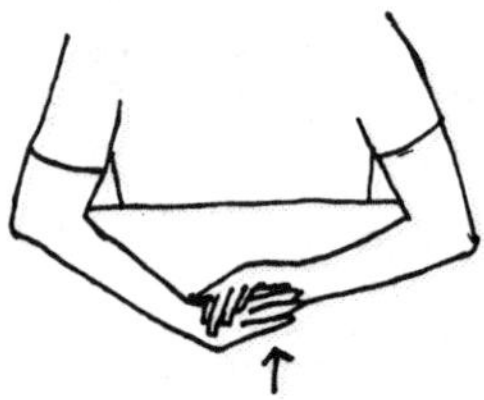

5. Rest your arm on a table as shown. Hold a ____ oz weight (a can of food) and slowly bend your wrist in the direction of your thumb. Hold for ____ seconds.

   ____ times/day

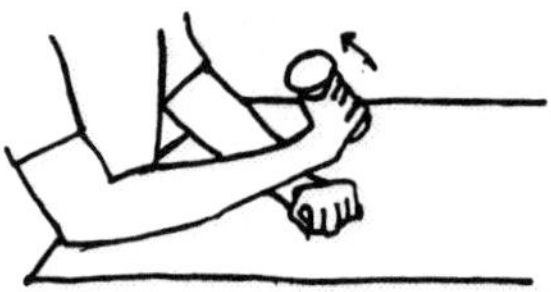

Figure 12.2c. Hand and Wrist Exercise Instruction Sheet, page 2

4. Con la palma hacia arriba, empuje la mano afectada contra la resistencia de la otra mano. Mantenga esta posición durante ____ segundos.

   ____ veces al día

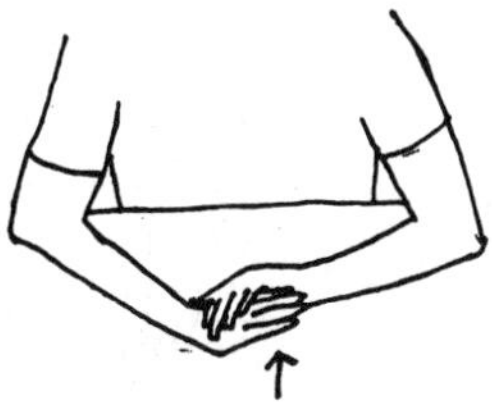

5. Ponga el brazo en una mesa de esta manera. Soporte un peso de ____ onzas (una lata de comida) y doble lentamente la muñeca en la dirección del pulgar. Mantenga esta posición durante ____ segundos.

   ____ veces al día

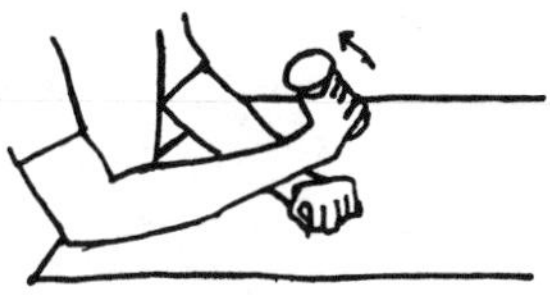

Figure 12.2d. Hand and Wrist Exercise Instruction Sheet, page 2: Spanish Version

6. Standing with your arm down at your side, hold a ____ oz weight (a can of food) and slowly bend your wrist in the direction of your small finger. Hold for ____ seconds.

   ____ times/day

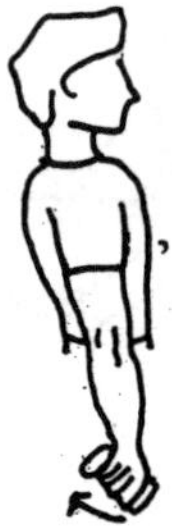

Figure 12.2e. Hand and Wrist Exercise Instruction Sheet, page 3

6. De pie con el brazo a su lado, soporte un peso de ____ onzas (una lata de comida) y doble lentamente la muñeca en la dirección del dedo pequeño. Mantenga esta posición durante ____ segundos.

   ____ veces al día

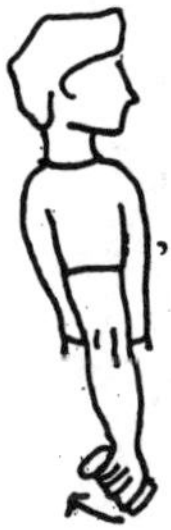

Figure 12.2f. Hand and Wrist Exercise Instruction Sheet, page 3: Spanish Version

13

KNEE AND LEG

1. Taking the History

HISTORY OF PRESENT ILLNESS

Show me where you have pain.	**Enséñeme donde tiene el dolor.**
How did you hurt your leg (knee)?	**¿Cómo se lastimó usted la pierna (rodilla)?**
Did you fall?	**¿Se cayó?**
Did something fall on your leg/knee?	**¿Le cayó algo en la pierna/rodilla?**
Did you bump your leg/knee?	**¿Se golpeó usted la pierna/rodilla?**
Did you twist your knee?	**¿Se torció la rodilla?**
Show me what you were doing when the pain started.	**Enséñeme lo que hacía cuando el dolor comenzó.**

SYMPTOMS

After you hurt yourself, were you able to straighten your leg?	**¿Después de que se lastimó, pudo poner derecho la pierna?**
Do you have difficulty going up stairs?	**¿Tiene dificultad en subir la escalera?**
Do you have difficulty going down stairs?	**¿Tiene dificultad en bajar la escalera?**
Can you walk on your leg without pain?	**¿Puede caminar sin dolor?**
When you hurt yourself, did you hear your knee "pop"?	**¿Cuando se lastimó, oyó desencajarse la rodilla?**
Does your leg feel . . .	**¿Siente la pierna . . .**
unstable?	**inestable?**
numb?	**entumecida?**
asleep?	**¿dormida?**
weak?	**¿débil?**
Does your knee feel hot?	**¿Siente calor en la rodilla?**
Show me where.	**Enséñeme donde.**
Have you had a fever?	**¿Ha tenido fiebre?**

PAST MEDICAL HISTORY

Have you ever hurt your leg/knee before?	**¿Se ha lastimado usted la pierna/ rodilla antes?**

Have you ever had a similar problem before?	**¿Ha tenido un problema semejante antes?**
Have you ever had a broken leg?	**¿Ha tenido usted una pierna rota alguna vez?**
Have you ever had . . .	**¿Ha tenido usted . . .**
an operation on your leg/knee?	**una operación en la pierna/rodilla?**
An MRI of your leg/knee?	**¿Un MRI de la pierna/rodilla?**

2. Performing the Physical Examination

I am going to examine your leg (knee).	**Voy a examinarle la pierna (rodilla).**
Lie down.	**Acuéstese boca arriba.**
Relax your leg.	**Relaje la pierna.**
Tell me if it hurts when I touch you.	**Dígame si le duele cuando le toco.**
Bend (straighten) your knee.	**Doble (ponga derecha) la rodilla.**
Does this cause pain?	**¿Le causa esto dolor?**

3. Performing Diagnostic Tests

You need . . .	**Necesita . . .**
an x-ray.	**una radiografía.**
an MRI.	**un MRI.**

4. Giving the Diagnosis

You have . . .	**Tiene . . .**
a sprain.	**una torcedura.**
a contusion.	**una contusión.**
inflammation.	**inflamación.**
a fracture.	**una fractura.**
a torn ligament.	**un ligamento roto.**
A ligament is the tissue that connects bone to bone.	**Un ligamento es el tejido que conecta el hueso con el hueso.**

5. Treating the Patient

You need . . .	**Usted necesita . . .**
a cast/splint.	**un yeso/una férula.**
an ace bandage.	**una venda elástica.**
crutches.	**las muletas.**
I need to remove fluid from your knee.	**Necesito hacerle un drenaje de la rodilla.**

6. Giving Discharge Instructions

You need to see an orthopedic doctor.	**Necesita ir a un ortopédico (un especialista de los huesos).**
You should not put weight on your leg.	**No pise con la pierna.**

Walk with crutches.	**Camine con muletas.**
Elevate your leg to reduce swelling.	**Eleve la pierna para reducir la hinchazón.**
Elevate your leg on two pillows.	**Eleve la pierna sobre dos almohadas.**
Do not remove your splint.	**No se quite su férula.**
You may remove your ace bandage.	**Usted puede quitarse su venda.**
your splint.	**su férula.**
Put ice on your leg/knee (20) minutes (3) times a day.	**Ponga hielo en la rodilla/el tobillo por (veinte) minutos (tres) veces al día.**
You should do minimal walking, climbing, and standing.	**No debe caminar, subir, ni estar de pie durante mucho tiempo.**
Avoid sports.	**Evite los deportes.**
Follow the instructions given on these forms.	**Sigue las instrucciones en esto formularios.**

7. Discharge and Exercise Instruction Sheets

Knee Injury

Injury to the knee is common with falls, twisting, or blows to the knee. Pain and swelling may result from injury to the connective tissue, bone, or cartilage of the knee.

Instructions for care of your injury at home:

Follow the instructions checked off below at home:

- ❍ Put ice on the painful area ____ minutes ____ times per day.
- ❍ You should do minimal walking, climbing, and standing.
- ❍ You should not put weight on your leg. Walk with crutches.
- ❍ Elevate your leg to reduce swelling. Elevate your leg on two pillows.
- ❍ Do not remove your splint.
- ❍ You may remove your ace bandage.
- ❍ Take your medication as prescribed.
  - ❍ Take your medication with food.
  - ❍ Do not drive or operate dangerous machines when taking the medication.
- ❍ Do the exercises as directed by your physician.

Call the clinic if:

- ❍ the pain or swelling become worse.
- ❍ you have new or inexplicable symptoms.

Figure 13.1a. Knee Injury Discharge Instruction Sheet

La Herida de la Rodilla

Las heridas de rodilla son comunes con caídas, torceduras, o golpes. El dolor e hinchazón pueden resultar de la lesión al tejido conectivo, el hueso, o el cartílago de la rodilla.

Instrucciones para el cuidado de su lesión en casa:

Sigue las instrucciones apuntadas:

- ❍ Ponga hielo en la área dolorida ____ minutos ____ veces al día.
- ❍ No debe caminar, subir, ni estar de pie durante mucho tiempo.
- ❍ No pise con la pierna. Camine con muletas.
- ❍ Eleve la pierna para reducir la hinchazón. Eleve la pierna sobre dos almohadas.
- ❍ No se quite su férula.
- ❍ Usted puede quitarse su venda.
- ❍ Tome su medicina como se le ha recetado.
  - ❍ Tome su medicina con comida.
  - ❍ No maneje ni opere máquinas peligrosas mientras tome la medicina.
- ❍ Haga los ejercicios como indicados por su médico.

Llame a la clínica si:

- ❍ el dolor o la hinchazón llegan a ser peor.
- ❍ tiene síntomas nuevos o inexplicables.

Figure 13.1b. Knee Injury Discharge Instruction Sheet: Spanish Version

Knee Exercises

Strengthening muscles in your leg can help prevent further injury to your knee. Do the following exercises as instructed by your doctor. All exercises should be done on a firm surface, not in bed. Avoid doing the exercises when you have pain at your knee.

Exercise 1: Lying on your back, bend your knee as much as possible. Keep your heel on the floor.

_____ times/day

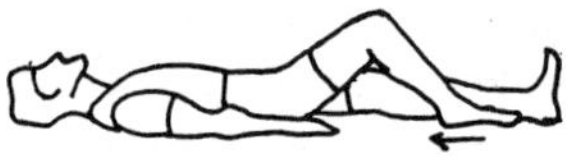

Exercise 2: Lying on your stomach, bend your knee, bringing your heel toward your buttocks. To increase strengthening, do this exercise using an elastic band.

_____ times/day

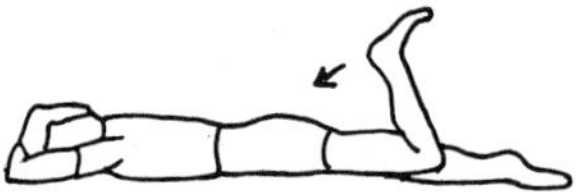

Figure 13.2a. Knee Exercise Instruction Sheet, page 1

Ejercicos para la Rodilla

El reforzar de los músculos en la pierna puede prevenir lesiones adicionales de la rodilla. Haga los siguientes ejercicios indicados por su doctor. Todo ejercicio debe ser hecho en una superficie firme ,no en la cama. Evite hacer los ejercicios cuando usted tiene dolor en la rodilla.

Ejercicio 1: Acostado boca arriba, doble la rodilla tanto como pueda. Mantenga el talón en el suelo.

____ veces al día

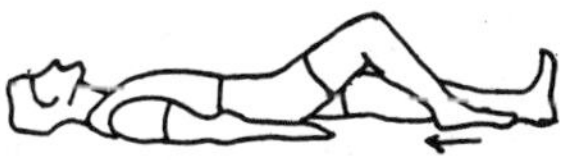

Ejercicio 2: Acostado boca abajo, doble la rodilla y lleve el talón hacia la nalga. Para fortalecer los músculos, haga este ejercicio con una banda elástica.

____ veces al día

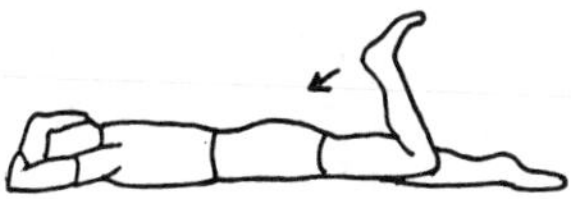

Figure 13.2b. Knee Exercise Instruction Sheet, page 1: Spanish Version

Exercise 3: Sitting in a chair, straighten your knee as far as possible. Sit up straight and do not lean back. Hold for ____ seconds. To increase strengthening, do this exercise using an elastic band.

____ times/day

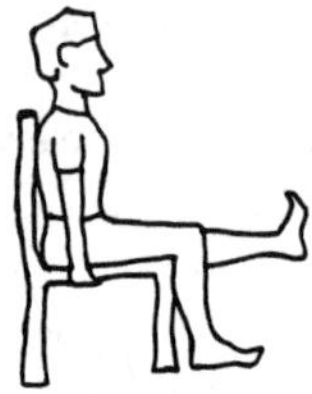

Exercise 4: Stand about a foot away from a wall with your feet shoulder length apart. Slowly slide your back down the wall into a sitting position. Hold for 10 seconds or more, then return to a standing position.

____ times/day

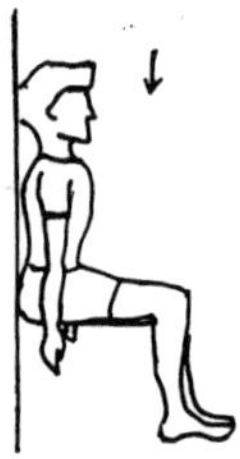

Figure 13.2c. Knee Exercise Instruction Sheet, page 2

Ejercicio 3: Sentado en una silla, ponga derecha la rodilla tan lejos como sea posible. Siéntese derecho y no se recueste. Mantenga esta posición durante ____ segundos. Para fortalecer los músculos, haga este ejercicio con una banda elástica.

____ veces al día

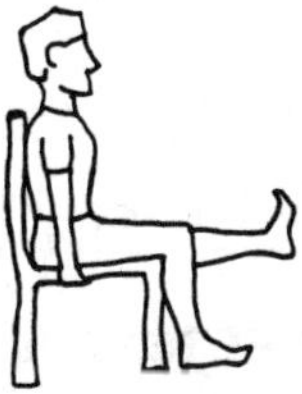

Ejercicio 4: Póngase de pie, separado de la pared, con los pies perpendiculares a los hombros. Con la espalda contra la pared, lentamente, ponga una posición sentado. Mantenga esta posición durante 10 segundos o más. Entonces, levántese.

____veces al día

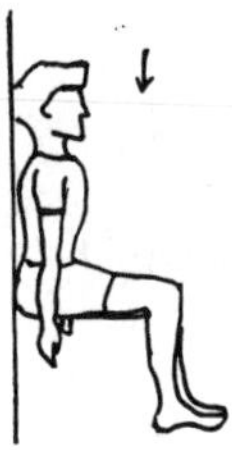

Figure 13.2d. Knee Exercise Instruction Sheet, page 2: Spanish Version

14

FOOT AND ANKLE

1. Taking the History

HISTORY OF PRESENT ILLNESS

Show me where you have pain.	**Enséñeme donde tiene dolor.**
How did you hurt your foot/ankle?	**¿Cómo se lastimó usted el pie/tobillo?**
Did you twist your ankle inward/outward?	**¿Se torció el tobillo hacia dentro o hacia fuera?**
Did you fall?	**¿Se cayó?**
Did something fall/crush on your foot/ankle?	**¿Le cayó algo en el pie/tobillo?**

SYMPTOMS

Is the pain better/worse/ the same as when you injured yourself?	**¿El dolor es mejor/ peor/o igual que cuando se lastimó?**
Are you able to walk without pain?	**¿Puede caminar sin dolor?**
with pain?	**con dolor?**

Do you have swelling now or before?	**¿Tiene la hinchazón ahora o antes?**
Do you have numbness in your foot?	**¿Siente el pie entumecido?**
Show me where.	**Enséñeme donde.**

PAST MEDICAL HISTORY

Have you ever hurt your foot/ankle before?	**¿Se ha lastimado el pie/el tobillo antes?**
Did you have . . .	**¿Tuvo . . .**
a sprain?	**una torcedura?**
a fracture?	**una fractura?**
an operation?	**una operación?**
How many years ago?	**¿Hace cúantos años?**

2. Performing the Physical Examination

I am going to examine your foot/ankle.	**Voy a examinarle el pie/el tobillo.**
Tell me if it hurts when I touch you.	**Dígame si le duele cuando le toco.**
Bend your foot upward.	**Doble el tobillo hacia arriba.**
Push your foot against my hand.	**Empuje el pie contra mí mano.**
Move your foot inward/ outward.	**Mueva su pie hacía dentro/fuera.**

3. Performing Diagnostic Testing

You need an x-ray.	**Usted necesita una radiografía.**

4. Giving the Diagnosis

You have . . .	**Tiene . . .**
an ankle sprain.	**una torcedura.**
a contusion.	**una contusión.**
a fracture.	**una fractura.**
blood under your toenail.	**sangre debajo de la uña.**

5. Treating the Patient

You need . . .	**Necesita . . .**
a cast/splint.	**un yeso/una férula.**
an ace bandage.	**una venda élástica.**
crutches.	**las muletas.**
I need to remove the blood from under your toenail.	**Necesito hacer un drenaje de la uña.**

6. Giving Discharge Instructions

You need to see an orthopedic doctor.	**Necesita ir a un ortopédico (un especialista de los huesos).**

You should not put weight on your foot.	**No pise con el pie.**
Walk with crutches.	**Camine con las muletas.**
Elevate your foot to reduce swelling.	**Eleve el pie para reducir la hinchazón.**
Elevate your foot on two pillows.	**Eleve el pie sobre dos almohadas.**
Do not remove your splint.	**No se quite la férula.**
You may remove your ace bandage.	**Puede quitarse su venda.**
your splint.	**su férula.**
Put ice on your ankle/foot for ____ minutes ____ times a day.	**Pónga hielo en el pie/el tobillo durante ____ minutos ____ veces al día.**
You should do minimal walking and standing.	**No debe caminar, subir, ni estar de pie durante mucho tiempo.**
Avoid sports.	**Evite los desportes.**
Follow the instructions on these forms.	**Sigue las instrucciones en estos formularios.**

7. Discharge and Exercise Instruction Sheets

Ankle Sprain

An ankle sprain commonly occurs when the ankle is twisted too far inward or outward. Pain and swelling may result from injury to the connective tissue of the ankle. In mild sprains, you can expect to return to your regular activities in a couple of weeks. In more severe cases, you may require weeks or even months before you regain full function.

Instructions for care of your injury at home:

Follow the instructions checked off below:

- ❍ Put ice on ankle/foot for ____ minutes ____ times a day.
- ❍ You should do minimal walking, climbing, and standing.
- ❍ You should not drive.
- ❍ You should not put weight on your foot. Walk with crutches.
- ❍ Elevate your foot to reduce swelling. Elevate your foot on two pillows.
- ❍ Do not remove your splint.
- ❍ You may remove your ace bandage.
- ❍ Take your medication as prescribed.
  - ❍ Take your medication with food.
  - ❍ Do not drive or operate dangerous machines when taking the medication.
- ❍ Do the exercises as directed by your physician.

Call the clinic if:

- ❍ the pain or swelling become worse.
- ❍ you have new or inexplicable symptoms.

Figure 14.1a. Ankle Sprain Instruction Sheet

La Torcedura del Tobillo

Una torcedura del tobillo ocurre comúnmente cuando el tobillo se tuerce demasiado hacía el interior o el exterior. El dolor y la hinchazón pueden resultar de la lesión al tejido conectivo del tobillo. En casos ligeros, usted puede volver a sus actividades regulares en una o dos semanas. En casos más severos, usted necesitará semanas o aún meses antes de recobrar la función completa de su tobillo.

Instrucciones para el cuidado de su lesión en casa:

Sigue las instrucciones:

- ❍ Pónga hielo en el pie/el tobillo durante ____ minutos ____ veces al día.
- ❍ No debe caminar, subir, ni estar de pie mucho tiempo.
- ❍ No debe manejar.
- ❍ No pise con el pie. Camine con muletas.
- ❍ Eleve el pie para reducir la hinchazón. Eleve el pie sobre dos almohadas.
- ❍ No se quite su férula.
- ❍ Usted puede quitarse su venda.
- ❍ Tome su medicina tal como se le ha recetado.
    - ❍ Tome su medicina con comida.
    - ❍ No maneje ni opere máquinas peligrosas mientras tome la medicina.
- ❍ Haga los ejercicios indicados por su médico.

Llame a la clínica si:

- ❍ el dolor o la hinchazón llegan a ser peor.
- ❍ tiene síntomas nuevos o inexplicables.

Figure 14.1b. Ankle Sprain Instruction Sheet: Spanish Version

Ankle Exercises

Do the following exercises as instructed by your doctor. Avoid doing the exercises when you have pain.

Exercise 1: Place the heel of your affected foot on the floor. Using your big toe, draw circles as large as possible in the air, first in a clockwise direction, then in a counterclockwise direction.

____ times/day

Exercise 2: Lean against a wall or table with both hands. Bend the knee of your front leg and straighten the back leg with the affected ankle. Press forward against the wall or table until you feel a stretch in your calf and back of your ankle. Hold for ____ seconds.

____ times/day

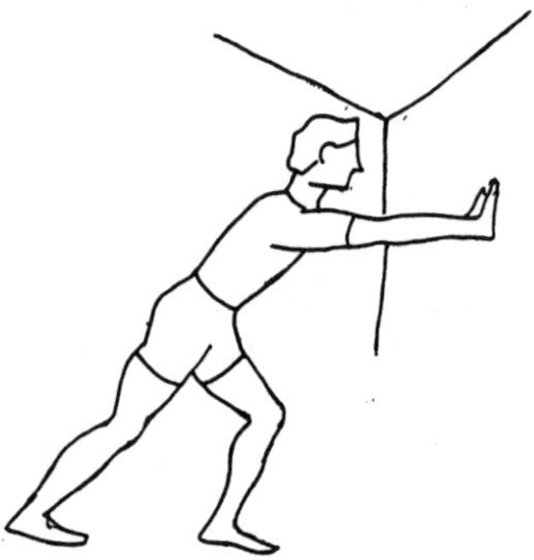

Figure 14.2a. Ankle Exercise Instruction Sheet, page 1

Ejercicios para el Tobillo

Haga los ejercicios siguientes indicados por su doctor. Evite hacer los ejercicios cuando usted tiene el dolor.

Ejercicios 1: Ponga el talon de su pie afectado en el suelo. Con el dedo grande, haga círculos tan grandes como le sean possible en el aire, primero hacia la derecha y después hacia la izquierda.

_____ veces al día

Ejercicios 2: Inclínese contra una pared o una mesa con las dos manos. Doble la rodilla de la pierna anterior y ponga derecha la otra pierna con el tobillo afectado. Presione contra la pared o la mesa hasta que usted sienta los músculos de su pantorilla estirados. Mantenga esta posición durante _____ segundos.

_____ veces al día

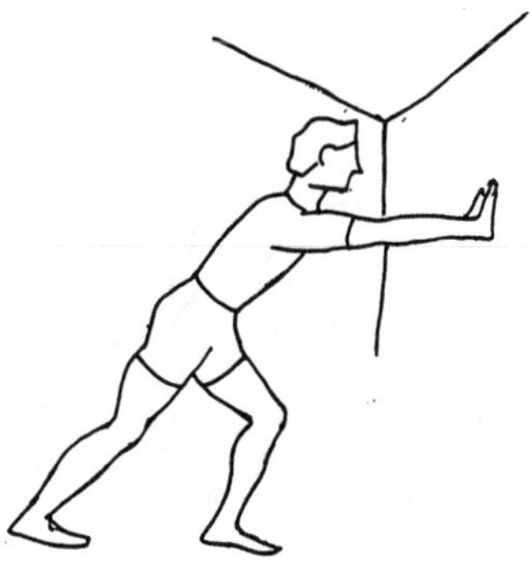

Figure 14.2b. Ankle Exercise Instruction Sheet, page 1: Spanish Version

Exercise 3: Put an elastic band around the leg of a table. Place the heel of your affected foot on the floor and place the band around the base of your toes. The band should be taut. Pull your foot back toward you against the resistance of the band, then return to a neutral position. Then twist your ankle inward and up, then outward and up.

Repeat each direction _____ times/day.

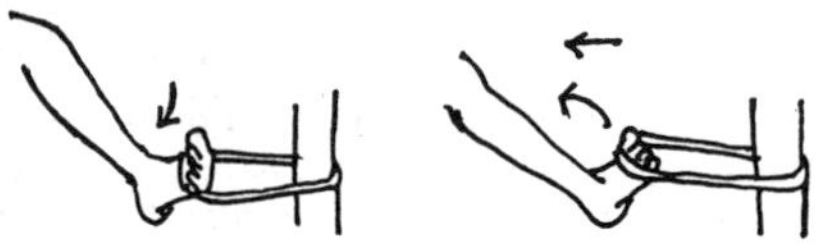

Remove the band from the table and place it under your foot. Place your heel on the floor. While pulling up on the band, push your toes down to the floor.

_____ times/day

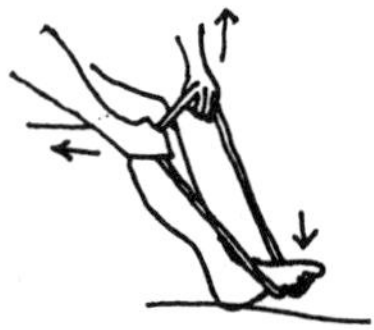

Exercise 4: Stand on the affected leg and lift the other foot off the floor. Slowly raise yourself up and down on your toes. Touch your heel to the floor each time you come down.

_____ times/day

Figure 14.2c. Ankle Exercise Instruction Sheet, page 2

Ejercicios 3: Ponga una banda elástica alrededor de la pierna de una mesa. Ponga el talon de su pie afectado en el suelo y coloque la banda alrededor de la base de los dedos del pie. La banda debe estar tensa. Estire el pie contra la resistencia de la banda, entonces regrese a una posición neutral. Entonces terza el tobillo hacia dentro y arriba hacia fuera y arriba.

Repita cada dirección ____ veces al día.

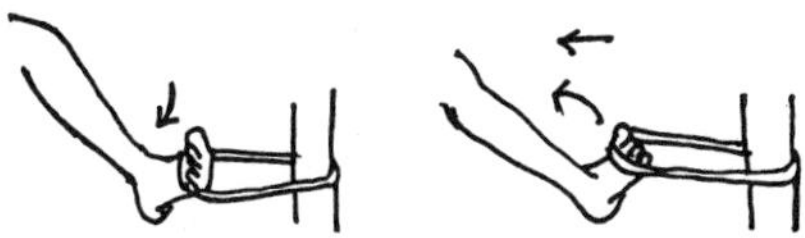

Quite la banda de la mesa y póngala debajo de su pie. Ponga el talon en el suelo. Mientras tire de la banda, empuje los dedos hacia abajo contra el suelo.

____ veces al día

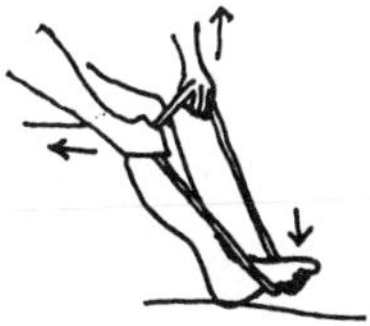

Ejercicios 4: Párese sobre la pierna afectada y levante el otro pie. Levántese lentamente sobre sus dedos, baje despacio. Toque el suelo con el talon cada vez que usted baje.

____ veces al día

Figure 14.2d. Ankle Exercise Instruction Sheet, page 2: Spanish Version

15

EYE INJURIES

1. Taking the History

HISTORY OF PRESENT ILLNESS

Show me which eye bothers you.	**Enséñeme el ojo que le molesta.**
Does it feel like something is in the eye?	**¿Siente que haya algo en el ojo?**
Do you have pain in the eye?	**¿Le duele el ojo?**
Did something hit your eye?	**¿Se golpeó el ojo con algo?**
Was the object small or large?	**¿Era el objeto pequeño o grande?**
Did the object fall into your eye?	**¿Le cayó el objeto en el ojo?**
What were you working with when you first had a problem with your eye?	**¿Con qué estaba trabajando cuando empezó a sentir dolor en el ojo?**
Metal?	**¿El metal?**
Steel?	**¿El acero?**

Aluminum?	**¿El aluminio?**
Copper?	**¿El cobre?**
Glass?	**¿El vidrio?**
Wood?	**¿La madera?**
Plastic?	**¿El plástico?**
Did something splash in to your eye?	**¿Le salpicó algo en el ojo?**
What?	**¿Qué?**
A chemical?	**¿Una substancia química?**
Acid?	**¿El ácido?**
Base?	**¿La base?**
Were you wearing safety glasses?	**¿Llevaba lentes de seguridad?**

SYMPTOMS

Is your vision worse?	**¿Su visión es peor?**
Does light bother you?	**¿Le molesta la luz?**

PAST MEDICAL HISTORY

Do you wear glasses or contact lenses?	**¿Lleva lentes o lentes de contacto?**
Have you ever had metal in your eye before?	**¿Ha tenido jamás metal en el ojo antes?**

Do you have problems with your eyes now or in the past?	**¿Tiene otros problemas con los ojos ahora o en el pasado?**
Cataracts?	**¿Cataratas?**
Glaucoma?	**¿Glaucoma?**
An operation?	**¿Una operación?**
How many years ago?	**¿Hace cuántos años?**
Have you had a tetanus shot within the last five years?	**¿Ha tenido usted una vacuna del tétano en los últimos cinco años?**

2. Performing the Eye Examination

I am going to examine your eyes.	**Voy a examinarle los ojos.**
I am going to put an anesthetic in your eye.	**Voy a poner unas gotas de anestesia en el ojo.**
It may burn at first.	**Puede quemarle al principio.**
Look straight ahead.	**Mire directamente hacia delante.**
Look to . . .	**Mire . . .**
the right/left.	**a la derecha/a la izquierda.**
up/down.	**hacia arriba/hacia abajo.**

Look at my finger.	**Mire el dedo mío.**
I am going to look under your eyelid.	**Voy a mirarle debajo del párpado.**
I am going to put a temporary stain in your eye.	**Voy a ponerle una mancha temporal en el ojo.**
Open your eye.	**Abra el ojo.**
Close your eye.	**Cierre el ojo.**

3. Testing Visual Acuity

I need to test your vision.	**Necesito probar su visión.**
Please stand at this line.	**Por favor quédese en esta línea.**
Read this line.	**Lea esta línea.**
Cover your right/left eye.	**Cubra el ojo derecho/el ojo izquierdo.**
What color is this?	**¿De qué color es esto?**
red	**rojo**
green	**verde**

4. Performing the Slit Lamp Examination

Sit down.	**Siéntese.**
Put your chin on this bar.	**Ponga el mentón en esta barra.**

Put your forehead against this bar.	**Ponga la frente contra esta barra.**
Look at this point.	**Mire este punto.**

5. Performing Diagnostic Tests

You need . . .	**Necesita . . .**
an x-ray.	**una radiografía.**
CT scan.	**una tomografía.**

6. Giving the Diagnosis

You have metal/wood/ rust in your eye.	**Tiene metal/la madera/ óxido en el ojo.**
You have an eye infection.	**Usted tiene una infección del ojo.**

7. Treating the Patient

I need to remove the object in your eye.	**Necesito quitarle el objeto del ojo.**
We need to wash out your eye.	**Necesitamos lavarle el ojo.**
You need an eye patch.	**Necesita un parche.**
You need a tetanus shot.	**Necesita una vacuna del tétano.**

8. Discharge Instructions

You need to see an eye specialist.	**Necesita ver a un oculista.**
Do not remove the patch until your next appointment.	**No se quite el parche hasta su próxima cita.**
Put _____ eyedrops in your eye(s) every _____ hours.	**Ponga _____ gotas en el ojo (s) cada _____ horas.**
Put the ointment in your eye(s) every _____ hours/at bedtime.	**Pongase la pomada en el ojo(s) cada _____ horas/a la hora de acostarse.**
You should not return to work today.	**No debe volver al trabajo hoy.**
You should not drive while wearing the eye patch.	**No debe manejar mientras lleve el parche.**
Do you need a ride	**¿Necesita que le llevena**
home/to your company?	**su casa /a su compañía?**

16

LACERATIONS

1. Taking the History

Show me where you cut yourself.	**Enséñeme donde se cortó.**
Did you cut yourself with metal/glass/knife?	**¿Se cortó con metal/el vidrio/un cuchillo?**
Did something hit your ________?	**¿Algo le golpeó el/la ________?**
Did you think that there is something inside of the wound?	**¿Piensa que hay algo dentro de la herida?**
Is your hand/finger numb?	**¿Siente la mano/el dedo entumecido?**
Did you cut yourself today?	**¿Se cortó hoy?**
Did you cut yourself within the last 12 hours?	**¿Se cortó usted dentro de las últimas doce horas?**
How many hours ago?	**¿Hace cuántas horas?**

PAST MEDICAL HISTORY

Have you had a similar injury in the past?	**¿Ha tenido una herida semejante en el pasado?**
Have you had a tetanus shot within the last 5 years?	**¿Ha tenido una vacuna del tétano en los últimos cincos años?**

2. Performing the Physical Examination

I am going to examine your _______.	**Voy a examinarle su _______.**
Can you bend here?	**¿Puede doblar?**
Can you straighten here?	**¿Puede poner derecho?**
Say "yes" when you feel me touch your _______.	**Diga "sí" cuand sienta que toco el/la _______.**

3. Performing Diagnostic Tests

You need . . .	**Necesita . . .**
an x-ray.	**una radiografía.**
stitches.	**las puntadas/los puntos.**

4. Treating the Patient

I need to give you an anesthetic shot/a tetanus shot.	**Necesito darle un inyeccíon de anestesía/vacuna de tétano.**
You will feel a pinch.	**Va a sentir un pinchazo.**
You will feel burning and then numbness.	**Va a sentir ardor y después entumecimiento.**
Tell me if you are having pain.	**Dígame si usted siente dolor.**
Do not touch this area. It is sterile.	**No toque esta zona. Está esterilizada.**
You need a splint.	**Necesita una férula.**

5. Giving Discharge Instructions

Do not remove the bandage until your next appointment.	**No se quite la venda hasta su próxima cita.**
You may remove the bandage in 24 hours.	**Puede quitarse la venda en veinticuatro horas.**
Wash the wound with soap and water.	**Lávese la herida con jabón y agua.**
Keep the wound dry.	**Mantenga la herida seca.**

Keep the wound covered/ open to air.	**Mantenga la herida cubierta/al aire libre.**
I will remove your stitches in _____ days.	**Voy a quitarle las puntadas/puntos en _____ días.**
You may take a shower/ bath.	**Puede tomar una ducha /un baño.**
Do not take a bath.	**No tome un baño.**
Call the clinic or emergency room if you have increased pain/fever/ drainage/redness.	**Llame a la clínica si tiene más dolor/ la fiebre/el drenaje /el enrojecimiento.**

17

MINOR BURNS

1. Taking the History

HISTORY OF PRESENT ILLNESS

Show me where you burned yourself.	**Enséñeme donde se quemó.**
With what did you burn yourself?	**¿Con qué se quemó?**
With hot water/steam/an acid/a base/a chemical/hot metal/fire/electricity?	**¿Con agua vapor/un ácido/una base/una substancia química/metal caliente/el fuego/la electricidad?**
Do you know the name of the chemical?	**¿Sabe usted el nombre de la substancia química?**
Did you inhale any smoke?	**¿Inhaló usted algún humo?**
Do you have difficulty breathing?	**¿Tiene dificultad en respirar?**

PAST MEDICAL HISTORY

Have you had a tetanus shot within the last five years?	**¿Ha tenido una vacuna del tétano dentro de los últimos cincos años?**

2. Performing the Physical Examination

I am going to examine your ______.	**Voy a examinarle su ______.**
Do you have burns anywhere else?`	**¿Tiene otras quemaduras?**
Show me where.	**Enséñeme donde.**
Do you have numbness in this area?	**¿Tiene entumecimiento esta zona?**

3. Treating the Patient

I need to remove the blister from your burn.	**Necesito quitarle la ampolla de su quemadura.**
You need a tetanus shot.	**Necesita una vacuna del tétano.**
You need to see a plastic surgeon.	**Necesita ver un cirujano plástico.**

4. Giving Discharge Instructions

Apply the antibiotic cream two times a day to your burn.

Aplique la crema antibiótica dos veces al día sobre su quemadura.

Remove the cream with soap and water before reapplying it.

Quite la crema con jabón y agua antes de aplicarla otra vez.

Elevate your _____ to decrease swelling.

Eleve su _____ para reducir la hincházon.

Call or return to the clinic if you have a fever or discharge.

Llame o regrese a la clínica si tiene fiebre o la drenaje.

18

HEAD TRAUMA

1. Taking the History

HISTORY OF PRESENT ILLNESS

Show me where you have pain.	**Enséñeme donde tiene dolor.**
How did you hurt your head?	**¿Cómo se lastimó la cabeza?**
Did something hit your head?	**¿Le golpeó algo a la cabeza?**
Did you fall?	**¿Se cayó?**
Did you lose consciousness?	**¿Perdió usted el conocimiento?**
How long did you lose consciousness? Minutes? Hours?	**¿Cuánto tiempo perdió el conocimiento? ¿Minutos? ¿Horas?**

SYMPTOMS

Do you have head pain now?	**¿Tiene dolor de cabeza ahora?**
Do you have neck pain?	**¿Tiene dolor de cuello?**

Do you feel pressure in the head?	**¿Siente usted presión en la cabeza?**
Is this the worst headache you have ever had in your life?	**¿Es este dolor de cabeza el peor que usted ha tenido en su vida?**
Do you have dizziness?	**¿Está mareado?**
Is the dizziness better/worse/the same since it started?	**¿El mareo es mejor/peor/lo mismo que cuando comenzó?**
Do you have weakness/numbness in any part of your body?	**¿Tiene usted debilidad/entumecimiento en cualquier parte de su cuerpo?**
Show me where you have weakness/numbness.	**Enséñeme donde tiene debilidad/entumecimiento.**
Have you had difficulty speaking/hearing/walking?	**¿Ha tenido dificultad en hablar/oír/caminar?**
Do you have blurred vision/double vision?	**¿Tiene la visión enturbiada/la visión doble?**
Do you have vertigo?	**¿Tiene usted vértigo?**
Have you vomited?	**¿Vomitó?**

PAST MEDICAL HISTORY

Have you ever hurt your head before?	**¿Se ha lastimado usted la cabeza antes?**

Have you ever had a similar problem before?	**¿Ha tenido un problema semejante antes?**
Do you have any medical problems?	**¿Tiene algún problema médico?**
High blood pressure?	**¿Tensión alta?**
Diabetes?	**¿Diabetes?**
Heart problems?	**¿Los problemas del corazón?**
Migraine headaches?	**¿Jaquecas?**
Seizures?	**¿Los ataques epilépticos?**
Stroke?	**¿Un derrame?**
Pacemaker?	**¿Un marcapasos?**
Do you take any medications?	**¿Toma usted alguna medicina?**
What is your medication called?	**¿Cómo se llama su medicina?**
What do you take the medication for?	**¿Para qué toma esta medicina?**

2. Performing the Physical Examination

What is your name?	**¿Cómo se llama?**
Address?	**¿Cual es su dirección?**
What day is it?	**¿Qué día es?**
Look here.	**Mire aquí.**

Look at this point on the wall.	**Mire este punto en la pared.**
Keep looking at it.	**Sigue mirándolo.**
Do not move your eyes.	**No mueva los ojos.**
Raise your eyebrows.	**Levante las cejas.**
Frown.	**Frunza la frente.**
Smile.	**Sonría.**
Show me your teeth.	**Enséñeme los dientes.**
Push against my hands.	**Empuje mí mano.**
Raise your shoulders.	**Levante los hombros.**
Open your mouth.	**Abra la boca.**
Stick out your tongue.	**Saque la lengua.**
Say "Ah."	**Diga "ah."**
I am going to examine your heart.	**Le voy a examinar el corazón.**
Do not speak for a moment.	**No hable por un momento.**
I am going to examine your lungs.	**Le voy a examinar los pulmones.**
Walk in a straight line.	**Camine en una línea recta.**
Put your arms out in front of you and close your eyes.	**Ponga sus brazos enfrente de usted y cierre los ojos.**
Do this.	**Haga esto.**
Squeeze my hand.	**Apriete mi mano.**
Harder.	**Más fuerte.**

Push against my hands.	**Empuje contra mís manos.**
Pull against my hands.	**Jale contra mís manos.**

3. Performing Diagnostic Tests

You need . . .	**Necesita . . .**
an x-ray.	**una radiografía.**
a CT scan of the brain.	**una tomografía del cerebro.**

4. Giving the Diagnosis

You have . . .	**Usted tiene . . .**
a mild concussion.	**una contusión leve.**
bleeding in the brain.	**un derrame cerebral.**
a headache due to tension.	**un dolor de cabeza debido a la tensión.**

5. Giving Discharge Instructions

You need to see a specialist/ neurologist/surgeon.	**Necesita ir a un especialista neurólogo/cirujano.**
Put ice on your head for (20) minutes (3) times a day to reduce swelling.	**Ponga hielo en la cabeza durante (veinte) minutos (tres) veces al día.**

Return to the clinic or emergency room . . .	**Regrese a la clínica o la sala de emergencia . . .**
if your headache worsens.	**si el dolor de cabeza llega a ser peor.**
if your neck becomes stiff.	**si el cuello se le tensa.**
if you start vomiting.	**si comienza a vomitar.**
if you have weakness in part of your body.	**si tiene debilidad en algúna parte de su cuerpo.**
if you have severe dizziness.	**si tiene un mareo severo.**

19

BITES

1. Taking the History

HISTORY OF PRESENT ILLNESS

Show me where you were bitten.	**Enséñeme donde fue mordido.**
What kind of animal or insect bit you?	**¿Qué clase de animal o insecto le mordió?**
a dog?	**¿un perro?**
a cat?	**¿un gato?**
a squirrel?	**¿ una ardilla?**
a rat?	**¿una rata?**
a bat?	**¿un murciélago?**
a racoon?	**¿un mapache?**
a snake?	**¿un serpiente?**
a spider?	**¿una araña?**
a bee?	**¿una abeja?**
other?	**¿otro?**
Do you know the owner of the animal that bit you?	**¿Conoce al dueño del animal?**

Do you know if the animal has been vaccinated against rabies?	**¿Sabe si el animal se ha vacunado contra la rabia?**
Did you report the attack to the police?	**¿Informó usted del ataque a la policía?**

SYMPTOMS

Does the wound feel numb?	**¿Siente la herida entumecida?**
Does the wound itch?	**¿Le pica la herida?**
Is there pus in the wound?	**¿Hay pus en la herida?**

PAST MEDICAL HISTORY

Have you ever had an allergic reaction to bites or stings?	**¿Ha tenido usted una reacción alérgica a mordeduras o picaduras alguna vez?**
What kind of animal or insect?	**¿Qué clase de animal o insecto?**
Have you had a tetanus shot within the last five years?	**¿Ha tenido una vacuna del tétano en los últimos cinco anos?**

2. Treating the Patient

We need to clean the wound.	**Necesitamos limpiarle la herida.**
You need . . .	**Necesita . . .**
a tetanus shot.	**una vacuna del tétano.**
an antibiotic shot.	**una inyección antíbiótica.**
You need (do not need) a rabies vaccine.	**Necesita (no necesita) una vacuna contra la rabia.**

3. Giving Discharge Instructions

Keep the wound clean and dry.	**Mantenga la herida limpia y seca.**
You should use soap and water to wash the wound.	**Usted debe usar el jabón y el agua para lavar la herida.**
Return to the clinic . . .	**Regrese a la clínica . . .**
if the wound becomes red.	**si la herida se pone roja.**
if the wound has drainage.	**si la herida tiene drenaje.**
if you have severe swelling or pain.	**si usted tiene mucha hincházon o dolor.**

if you develop a fever.	**si usted tiene fiebre.**
if your _______ becomes numb.	**si su _______ se entumece.**
You need to return to the clinic to complete your rabies vaccine.	**Necesita regresar a la clínica para completar su vacuna contra la rabia.**

20

OCCUPATIONAL DERMATITIS

1. Taking the History

HISTORY OF PRESENT ILLNESS

Show me where you have a problem.	**Enséñeme donde tiene un problema.**
Do you know the name of the substance that you were working with when the problem began?	**¿Sabe el nombre de la substancia con qué trabajaba cuando el problema comenzó?**
Had you ever used this substance before?	**¿Ha usado jamás esta substancia antes?**
How long have you worked with this substance?	**¿Cuánto tiempo ha trabajado con esta substancia?**
Are there other people at your work who have the same problem?	**¿Hay otras personas en su trabajo con el mismo problema?**
Do you have another job?	**¿Tiene usted otro trabajo?**

Do you have difficulty breathing when you are around the substance or at work?	**¿Tiene dificultad en respirar cuando está cerca de esta substancia o cuando está en el trabajo?**
Do you have difficulty breathing after you get home from work?	**¿Tiene dificultad en respirar cuando regresa a casa después del trabajo?**
Do you have sinus problems?	**¿Tiene usted sinusitis?**
Do you have hobbies?	**¿Tiene algún pasatiempo?**
Do you garden?	**¿Practica la jardinería?**
Have you put anything on your skin?	**¿Ha aplicado usted algo a su piel?**
What?	**¿Qué?**
Is the problem worse/better/the same?	**¿El problema es peor/mejor/lo mismo?**
Does your condition improve on weekends or vacations?	**¿Mejora su condición durante los fines de semana o las vacaciones?**

PAST MEDICAL HISTORY

Do you have other medical problems now or in the past? — **¿Tiene otros problemas médicos ahora o en el pasado?**

Asthma? — **¿El asma?**

Allergies to other things? — **¿Alergias a otras cosas?**

What? — **¿Qué?**

Diabetes? — **¿Diabetes?**

Have you had a tetanus shot within the last five years? — **¿Ha tenido usted una inyección del tétano en los últimos cinco años?**

2. Performing the Examination

I am going to examine your ______. — **Voy a examinarle su ______.**

Do you have a rash anywhere else? — **¿Tiene un sarpullido en algún otro lugar?**

Show me where. — **Enséñeme donde.**

3. Giving Discharge Instructions

You need to see a skin specialist. — **Usted necesita ver un dermatólogo.**

Apply this cream to the affected areas of your skin (two) times per day.

Aplique esta crema a las áreas afectadas de la piel (dos) veces al día.

Avoid contact with

________.

Evite el contacto con

________.

Wear gloves when you work with

________.

Lleve guantes cuando trabaje con

________.

21 ACUTE CHEMICAL EXPOSURES AND RESPIRATORY COMPLAINTS

1. Taking the History

HISTORY OF PRESENT ILLNESS

Do you know the name of the substance that you were working with when the problem began?	**¿Sabe el nombre de la substancia con que trabajaba cuando el problema comenzó?**
Were you working with. . .	**¿Trabajaba con . . .**
chemicals?	**sustancias químicas?**
Paint?	**¿La pintura?**
Dust?	**¿El polvo?**
Solvent?	**¿El solvente?**
Were you wearing a respirator?	**¿Llevaba usted una mascarilla?**
Is there dust on your face or clothes at the end of your work day?	**¿Hay polvo en su cara o en la ropa al final de su trabajo?**
Had you ever used this substance before?	**¿Ha usado esta substancia antes?**

Did you inhale fumes/ chemicals/smoke?	**¿Inhaló vapores/ substancias químicas/el humo?**
Are there other people at your work who have the same problem?	**¿Hay otras personas en su trabajo con el mismo problema?**
Do you have another job?	**¿Tiene usted otro trabajo?**
Is the problem worse/ better/the same?	**¿El problema es peor/ mejor/lo mismo?**

SYMPTOMS

Do you have difficulty breathing after you get home from work?	**¿Tiene dificultad en respirar cuando regresa a casa después del trabajo?**
Are you having difficulty breathing now?	**¿Tiene dificultad en respirar ahora?**
Did you have difficulty breathing at work?	**¿Tuvo dificultad en respirar en el trabajo?**
Do you have difficulty breathing when you are around the substance or at work?	**¿Tiene dificultad en respirar cuando está cerca de la substancia o cuando está en el trabajo?**
Do you have now or at work a cough or wheezing?	**¿Tiene tos o silbidos en el pecho ahora o en su trabajo?**

Do you have a headache, nausea, or dizziness now?	**¿Tiene usted dolor de cabeza, náusea, o está mareado ahora?**
Do you have vomiting?	**¿Tiene ganas de vomitar?**
Have you ever had sinus problems at work before this incident?	**¿Ha tenido sinusitis en el trabajo antes de este incidente?**
Does your condition improve on weekends or vacations?	**¿Mejora su condición durante los fines de semana o las vacaciones?**

PAST MEDICAL HISTORY

Do you have sinus problems?	**¿Tiene usted sinusitis?**
Do you get short of breath when you walk? Climb stairs? With exercise?	**¿Siente falta de aire cuando camina? ¿Sube la escalera? ¿Con el ejercicio?**
Do you have a chronic cough?	**¿Tiene usted una tos crónica?**
Do you have other medical problems now or in the past?	**¿Tiene otros problemas médicos ahora o en el pasado?**
Emphysema?	**¿Enfisema?**
Asthma?	**¿Asma?**
Allergies to other things?	**¿Alergias a otras cosas?**
What?	**¿Qué?**

Have you ever had chest surgery or a chest injury?	**¿Ha tenido usted una operación o una herida del pecho?**
When was your last chest x-ray?	**¿Cuándo fue su última radiografía del pecho?**
Do you smoke?	**¿Fuma usted?**
Cigarettes?	**¿Los cigarrillos?**
Cigars?	**Cigarros?**
Pipe?	**Pipa?**
How many packs per day?	**¿Cuántas cajetillas fuma por día?**
Did you use to smoke?	**¿Fumaba usted?**
When did you quit?	**¿Hace cuántos meses/años que dejó de fumar?**

2. Performing the Examination

Sit down.	**Siéntese.**
Lie down.	**Acuéstese boca arriba.**
Get up please.	**Levántese por favor.**
I am going to examine your heart.	**Le voy a examinar el corazón.**
Do not speak for a moment.	**No hable por un momento.**
I am going to examine your lungs.	**Le voy a examinar los pulmones.**
Breath deeply with your mouth open.	**Respire profundo con la boca abierta.**

Take a deep breath.	**Respire profundamente.**
Take a deep breath and hold it.	**Respire profundamente y mantenga el aire adentro.**
You may breath normally.	**Usted puede respirar normalmente.**

3. Performing Diagnostic Tests

You need . . .	**Necesita . . .**
a chest x-ray.	**una radiografía del pecho.**
lung function tests.	**las pruebas para la función del pulmón.**

4. Treating the Patient

We need to give you oxygen.	**Necesitamos darle oxígeno.**

5. Giving Discharge Instructions

You need to see a lung specialist.	**Usted necesita ver un especialista del pulmón.**
You may return to work today/tomorrow.	**Usted puede regresar a su trabajo hoy/mañana.**

Avoid contact with ________.	**Evite el contacto con ________.**
Wear a respirator when you work with ________.	**Lleve una mascarilla cuando usted trabaje con ________.**

APPENDIXES

APPENDIX A: DRUG AND ALCOHOL SCREENING CONSENT FORM

APPENDIX B:TETNUS/DIPTHERIA (TD) VACCINE CONSENT FORM

Drug and Alcohol Screening Consent Form

I, ______________________________, agree to allow a sample of my urine, blood, hair, or breath to be taken. I agree to allow screening tests to be performed on these samples obtained from me to detect the presence of drugs, alcohol, and chemical substances in my body.

Also, I authorize __________________________ to release the results of the drug and/or alcohol test(s) to the company named below, regardless of whether the results are negative or positive.

I understand that any questions that I have concerning this drug or alcohol screening program, the results of the drug screening, or the use of the results should be addressed by the company named below.

I hereby agree to participate in this program, and release __________________________ and any of its employees or agents from any liability resulting from my participation in this drug and/or alcohol screening.

Name ____

Signature ____

Date ____

Formulario de Consentimiento para el Examén de Detección de Droga y Alcohol

Yo, ______________________________, consiento que tomen una muestra de mi orina, sangre, cabello, o aliento. Consiento que estos examénes de detección sean realizados para detectar la presencia de drogas, alcohol, y substancias químicas en mi cuerpo.

También, autorizo ________________________ que los resultados de las pruebas de droga y/o alcohol sean entregadas a la compañía aquí nombrada, sea que los resultados son negativos o positivos.

Entiendo que cualquier progunta que tengo respecto a este examen de droga y alcohol, a los resultados de los exámenes, o el uso de los resultados deben ser dirigidos por la compañía aquí nombrada.

Yo por la presente consiento en tomar parte en este programa, y librar a ________________________ y a cualquiera de sus empleados o agentes de cualquier responsabilidad que resulte de mi participación en esta detección de droga y/o alcohol.

Nombre ____

Firma ____

Fecha ____

Tetanus/Diphtheria (Td) Vaccine Consent Form

WHAT IS TETANUS?

Tetanus is a serious disease caused by a bacteria that can enter your body through breaks in the skin such as burns and cuts or a cut to your eye. Tetanus causes serious muscle spasms. In the worst cases, it can cause respiratory arrest and death.

WHAT IS DIPHTHERIA?

Diphtheria is a serious disease caused by bacteria passed from one person to the nose or throat of another. It causes a thick coating in the nose, throat, and windpipe. It can cause breathing problems, heart failure, paralysis, and death.

BENEFITS OF THE VACCINE

The vaccine is the best way to protect against tetanus and diphtheria diseases.

People who have not had a series of at least three doses of a tetanus and diphtheria vaccine during their lifetime (usually given during infancy) should receive a three-Td dose series. People who have received this three-dose series should receive a booster Td vaccine every 10 years.

La Forma de Consentimiento por la Vacuna de Tétano y Difteria (Td)

¿QUÉ ES EL TÉTANO?

El tétano es una enfermedad grave causada por una bacteria que puede entrar en su cuerpo por heridas en la piel tal como quemaduras y cortes o un corte en el ojo. El tétano causa espasmos graves de músculo. En los casos peores, puede causar paro respiratorio y la muerte.

¿QUÉ ES DIFTERIA?

La difteria es una enfermedad grave causada por bacterias pasadas de una persona a otra por medio de la nariz o la garganta. La difteria causa una capa gruesa en la nariz, la garganta, y la tráquea. Puede causar problemas respiratorios, insuficiencia cardiaca, parálisis, y la muerte.

LOS BENEFICIOS DE LA VACUNA

La vacuna es la mejor manera de proteger contra las enfermedades del tétano y la difteria.

Las personas que no han recibido una serie de, por lo menos, tres dosis de una vacuna de tétano y difteria durante su vida (generalmente ofreadas durante la infancia), deben recibir una serie de tres dosis de Td. La gente que ha recibido esta serie de tres dosis debe recibir una révacunación de Td cada 10 años.

WHAT ARE THE POSSIBLE SIDE EFFECTS OF THE VACCINE?

As with all medicines, there is a small risk that a serious reaction, even death, can occur after receiving the vaccine. However, the risks from the vaccine are much less than the risks from the diseases.

Most people will have no reaction to the Td vaccine.

If mild problems occur, they usually start within hours to one or two days after you receive the vaccine. The problems may last one or two days. Mild problems include soreness, redness, or swelling where the shot was given.

Severe problems occur very rarely. They include shortness of breath, fast heartbeat, and swelling. This type of allergic reaction would occur immediately after the shot was given. Deep muscle pain and muscle wasting of the upper arm may also occur from the shot. This reaction occurs two days to four weeks after the shot is given.

YOU SHOULD NOT GET THE SHOT IF YOU HAVE:

1. an illness with a fever above 101° or a severe infection.
2. allergies to products containing mercury.
3. allergic reactions to the vaccine.
4. muscle spasm after receiving the vaccine in the past.

If you have a bleeding disorder or immune system deficiency or if you are pregnant, you should check with your physician before receiving this vaccine.

¿CUÁLES SON LOS EFECTOS POSIBLES DE LA VACUNA?

Como con todas las medicinas, hay un riesgo pequeño de que haya una reacción grave y aún la muerte pueda ocurrir después de recibir la vacuna. Sin embargo, los riesgos de la vacuna son mucho más pocas que los riesgos de las enfermedades.

La mayoría de la gente no tendrán ninguna reacción a la vacuna de Td.

Si los problemas leves ocurren, ellos comenzarán generalmente después de horas hasta una o dos días de recibir la vacuna. Los problemas pueden durar una o dos días. Los problemas leves incluyen dolor, rubor, o hinchazón donde la vacuna se administró.

Los problemas severos ocurren muy raramente. Estos incluyen falta de aire, taquicardias, e hinchazón. Este tipo de la reacción alérgica ocurriría inmediatamente después de que la vacuna se administró. El dolor profundo y la atrofía de los músculos del brazo superior pueden ocurrir también a causa de la vacuna. Esta reacción ocurre de dos días a cuatro semanas después de que la vacuna ha sido administrado.

USTED NO DEBE OBTENER LA VACUNA SI USTED TIENE:

1. una enfermedad con una fiebre más de 101° o una infección severa.
2. alergias a los productos que contienen mercurio.
3. las reacciones alérgicas a la vacuna.
4. un espasmo muscular después de recibir la vacuna en el pasado.

Si usted tiene problemas de hemorragias o alguna deficiencia del sistema de inmunidad o si usted está embarazada, usted debe verificar con su médico antes de recibir esta vacuna.

CONSENT

I have read and understand the information on this consent form about the tetanus and diphtheria vaccine, including its risks and benefits. I have been given the opportunity to ask questions. All of my questions have been answered to my satisfaction. I hereby give my consent to receive the tetanus and diphtheria vaccine.

Name ______________________________

Signature ______________________________

Birthdate ______________________________

Age ______________________________

Date ______________________________

CONSENTIMIENTO

He leído y he entendido la información en esta forma del consentimiento acerca de la vacuna de tétano y difteria, incluyendo sus riesgos y beneficios. He sido dado la oportunidad de hacer preguntas. Todas mis preguntas han sido contestadas a mi satisfacción. Yo por la presente doy mi consentimiento para recibir la vacuna de tétano y difteria.

Nombre ____________________

Firma ____________________

Fecha de Nacimiento ____________________

Edad ____________________

Fecha ____________________

NOTES

NOTES

NOTES

NOTES

NOTES

NOTES

NOTES

NOTES

NOTES

NOTES